PCI影像解难手册

主　编　陈韵岱　金琴花

副主编　郭　军　田　峰　付振虹

编　者（以姓氏汉语拼音为序）

曹　毅	陈　练	陈　强	陈　韬
陈　宇	陈韵岱	付振虹	高　磊
郭　军	华　宁	黄党生	金琴花
李俊峡	李田昌	马东星	裴毅钢
石宇杰	孙志军	田　峰	汪　奇
王　禹	王锦达	王志超	王峙峰
熊俊敏	徐争鸣	薛　桥	杨　霞
张　晋	张　然	张丽伟	张颖倩
章　明			

人民卫生出版社

·北　京·

图书在版编目（CIP）数据

PCI 影像解难手册 / 陈韵岱，金琴花主编 . —北京：人民卫生出版社，2022.4

ISBN 978-7-117-32865-4

Ⅰ.① P… Ⅱ.①陈…②金… Ⅲ.①医学摄影 —应用—冠状血管 — 动脉疾病 — 介入性治疗 — 手册 Ⅳ.①R543.305-62

中国版本图书馆 CIP 数据核字（2022）第 026383 号

人卫智网	www.ipmph.com	医学教育、学术、考试、健康，购书智慧智能综合服务平台
人卫官网	www.pmph.com	人卫官方资讯发布平台

PCI 影像解难手册

PCI Yingxiang Jienan Shouce

主　　编：陈韵岱　金琴花

出版发行：人民卫生出版社（中继线 010-59780011）

地　　址：北京市朝阳区潘家园南里 19 号

邮　　编：100021

E - mail：pmph @ pmph.com

购书热线：010-59787592　010-59787584　010-65264830

印　　刷：廊坊一二〇六印刷厂

经　　销：新华书店

开　　本：710×1000　1/16　印张：18

字　　数：363 千字

版　　次：2022 年 4 月第 1 版

印　　次：2022 年 7 月第 1 次印刷

标准书号：ISBN 978-7-117-32865-4

定　　价：168.00 元

打击盗版举报电话：010-59787491　E-mail：WQ @ pmph.com

质量问题联系电话：010-59787234　E-mail：zhiliang @ pmph.com

数字融合服务电话：4001118166　E-mail：zengzhi @ pmph.com

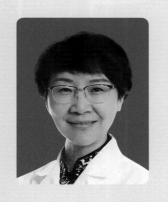

主编简介 |

陈韵岱

　　主任医师、教授、博士研究生导师。现任中国人民解放军总医院心血管病医学部主任,全军老年心血管病研究所所长。兼任中国医疗保健国际交流促进会心血管病学分会主任委员,全军心血管内科专业委员会主任委员,全军心血管应激医学实验室及北京市微创血管病创新重点实验室主任,国家放射与治疗临床医学研究中心分中心主任。

　　从事冠心病介入治疗工作 20 余年,对复杂冠心病介入治疗和冠脉腔内影像技术有很深的造诣,率先完成全军首例经皮主动脉瓣瓣膜植入术、顽固性高血压的肾动脉交感神经 Simplicity 射频消融术。率先完成国内首例机器人冠脉介入治疗手术。担任国家重点研发项目及国家自然科学基金重大仪器项目的首席科学家。获得国家科技进步奖二等奖 1 项、中华医学科技奖二等奖 1 项、军队医疗成果奖一等奖 1 项。近 5 年以第一或通信作者在国际期刊发表论文 143 篇,主编专著 5 部,牵头制订心血管行业指南或专家共识 5 项。获原总后勤部"科技银星"称号,入选军队高层次科技创新人才工程,享受国务院政府特殊津贴。

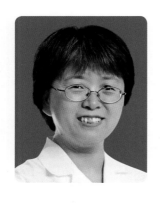

金琴花

　　主任医师,副教授,硕士研究生导师。现任中国人民解放军总医院第六医学中心冠心病科副主任。兼任全军心血管内科委员会委员,中华医学会心血管病学分会冠脉腔内影像及生理学学组委员,中国医师协会心血管分会动脉粥样硬化及高血压组委员,中国医疗保健国际交流促进会胸痛分会常务委员。专业特长为腔内影像指导冠心病复杂病变的精准介入诊疗。参与多项腔内影像引导新技术及新器械的临床评估研究,以及获全军医疗成果一、二等奖及军队科技进步奖二等奖的相关工作。主编专著4部,发表论文70余篇。

　　冠心病精准介入治疗是在人文医学和循证医学兴起的背景下,依托高度发达的生物医学技术和信息科技支撑形成的全新理念和技术体系。冠心病精准介入治疗主要体现在:精确评估冠脉病变形态结构(尤其是冠脉造影显示不清,难以识别的各种模糊病变);精确评价冠脉病变对血流功能的影响程度;精确制订治疗策略;精确选择介入治疗器械及定位;精确评价介入术后即刻效果和远期疗效;明确支架失败的原因并给予个体化治疗。近年来,随着血管内超声(intravascular ultrasound,IVUS)、光学相干断层成像(optical coherence tomogeraphy,OCT)和血流储备分数(fractional flow reserve,FFR)等新技术的开展和推广,冠心病精准介入治疗成为现实,通过综合的、精准的病变评估和治疗策略,收获最佳临床治疗效果。

　　FFR 作为冠脉的功能性评价手段,对精准经皮冠状动脉腔内介入治疗(percutaneous coronary intervention,PCI)具有重要意义,有助于筛选出真正需要干预的血流限制性狭窄。测量 FFR 要严格按照流程,注意细节,避免出现假阴性和假阳性结果。

　　相比冠脉造影,FFR 可以更精确地告诉医生"要不要做",IVUS、OCT 等影像学技术可以为介入医生呈现更全面、更清晰、更细微的冠脉病变,指导临床医生"怎么做"。正确的读图是发挥腔内影像对 PCI 指导作用的核心。

本手册分成 3 章,全面而凝练地阐述 PCI 腔内影像学及生理学检测的基本要点、典型图像的解读、常见复杂病变应对技巧,结合经典病例着重展示腔内影像学实战应用,有助于读者快速进阶。

为了进一步提高本书的质量,以供再版时修改,诚恳地希望各位读者、专家提出宝贵意见。愿我们在精准冠脉介入之路上一起进步。

陈韵岱　金琴花

2021 年 10 月 10 日

主要缩略词 |

英文缩写	英文全称	中文名称
ACS	acute coronary syndrome	急性冠脉综合征
BMI	body mass index	身体质量指数
CAG	coronary angiography	冠状动脉造影
CART	control antegrade and retrograde subintimal tracking	控制性前向和逆向内膜下循径
CHD	coronary heart disease	冠心病
CKD	chronic kidney disease	慢性肾脏病
CSA	cross sectional area	横截面积
CTA	CT angiography	CT 血管造影
CTO	chronic total occlusion	慢性完全闭塞性病变
DES	drug eluting stent	药物洗脱支架
ECMO	extracorporeal membrane oxygenation	体外膜肺氧合
EEM	external elastic membrane	外弹力膜
EF	ejection fraction	射血分数
ELCA	excimer laser coronary atherectomy	准分子激光斑块消蚀术
FFR	fractional flow reserve	血流储备分数
FKB	final kissing balloon	最后对吻球囊扩张

英文缩写	英文全称	中文名称
KBI	kissing balloon inflation	对吻球囊扩张
IABP	intra-aortic balloon pump	主动脉内球囊反搏
ISA	incomplete stent apposition	支架贴壁不良
ISR	in stent restenosis	支架内再狭窄
IVUS	intravenous ultrasound	血管内超声
LAD	left anterior descending artery	左前降支
LCX	left circumflex artery	左回旋支
LIMA	left internal mammary artery	左乳内动脉
LVEF	left ventricular ejection fraction	左室射血分数
LM	left main	左主干
MINOCA	myocardial infarction with non-obstructed coronary arteries	冠状动脉非阻塞性心肌梗死
MLA	minimal lumen area	最小管腔面积
MLD	minimal lumen diameter	最小管腔直径
NC	non-compliant	非顺应性
NURD	non-uniform rotational distortion	不均匀转动伪像
NYHA	New York heart association	纽约心脏病协会
OCT	optical coherence tomography	光学相干断层成像
OM	obtuse marginal branch	钝缘支
PCI	percutaneous coronary intervention	经皮冠状动脉介入治疗
POT	proximal optimization technique	近端优化技术
PTCA	percutaneous transluminal coronary angioplasty	经皮冠状动脉腔内血管成形术
QFR	quantitative flow ratio	定量血流分数
RCA	right coronary artery	右冠状动脉
STAR	subintimal tracking and reentrying	内膜下寻径及重入真腔
TCFA	thin-cap fibroatheroma	薄纤维帽粥样硬化斑块
TIMI	thrombolysis in myocardial infarction	急性心肌梗死溶栓

目 录 I

第一章
PCI 腔内影像学
基本要点

一、IVUS 原理、测量方法及识图

IVUS（intravascular ultrasound，血管内超声）

- 通过导管技术,将微型超声探头送入血管腔内,显示血管横截面图像,从而提供在体血管内影像。
- 超声成像导管发射超声波,部分超声从组织折返回传感器产生电脉冲,最后转换成图像。
- 探头频率为 25~60MHz,分辨率为 100μm。
- 虚拟组织学 IVUS 成像（virtual histology-IVUS，VH-IVUS）、整合背向散射 IVUS（integrated backscatter-IVUS，IB-IVUS）及 iMAP-IVUS 均采用新型后处理技术,通过功率频谱的处理进行比较分析,通过运算处理不同组织的不同回声频率,对斑块的组织成分进行模拟成像和定量分析。

IVUS 操作技术

- 药物准备:肝素化;如无禁忌证,冠脉内应用硝酸甘油 100~200μg,避免痉挛。
- 导管准备:机械旋转型导管需在体外用生理盐水预先冲洗,排除保护鞘内气泡。相控振型超声导管无须排气,但在进入冠脉前需要去除导管周围的环晕伪像（ringdown）。
- 沿指引导丝送入超声导管至病变远端参考血管 10mm 以外后开始回撤,可以手动或自动回撤,常用的自动回撤速度为 0.5~1.0mm/s。

IVUS 图像分析界面

- 长轴图像:有利于分析病变的长度及分布状况。
- 短轴图像:显示冠脉的横截面,可以更仔细地分析冠脉的管壁结构及病变状况。

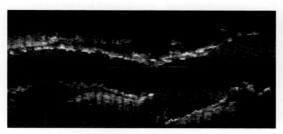

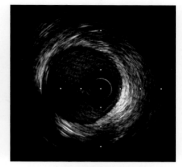

IVUS 长轴图像   IVUS 短轴图像

IVUS 图像解读

● 正常血管：可呈现 3 层结构：内层代表内膜和内弹力膜，表现为纤薄的白色回声带；中层为中间黑色或暗灰色无回声区，代表中膜；外层为特征性的"洋葱皮"样表现，代表外膜和外膜周围的组织。

IVUS 的 3 层结构并不代表血管的 3 层结构，仅有两个清楚的界面与组织学相对应：管腔 - 内膜交界面和中膜 - 外膜交界面。

● 斑块的"软硬"程度：斑块回声与外膜或外膜周围组织的回声进行比较：

◆ 低回声斑块：所谓的软斑块，提示脂质含量较多，斑块内坏死、斑块内容物溢出后留下的空腔、壁内出血、血肿或血栓等也可表现为低回声。

◆ 等回声斑块：提示纤维斑块。

◆ 高回声斑块：回声超过外膜组织，伴有下方的声影，提示钙化斑块。

◆ 混合斑块：含有 1 种以上回声特性的组织，纤维钙化斑块或纤维脂质斑块。

注意：IVUS 斑块的回声强度不能完全代表其病理学特征。

● 回声衰减：低回声或等回声斑块后有回声衰减，弧度 ≥30° 提示富含脂质核心，特别是富含有胆固醇结晶的晚期动脉粥样硬化斑块与围术期无复流密切相关。

● 钙化结节：突出管腔、表面不规则的高回声团块，伴后方回声衰减。

● 斑块破裂：斑块内膜不完整，形成空腔与血管腔相通，部分可见残余内膜片及血栓。

● 血栓：突入管腔的不规则团块，可表现为分层、分叶，回声较弱，通常不均匀，有斑点状或闪烁状回声，血栓组织与原有的斑块组织可呈现分层现象，两者的回声有明显的差异。

● 夹层：呈孤立的新月形组织斑片，可随心动周期飘动；在斑片后方有环形无回声区域，深达内膜下或中层；夹层的严重程度主要取决于深度、周径、长

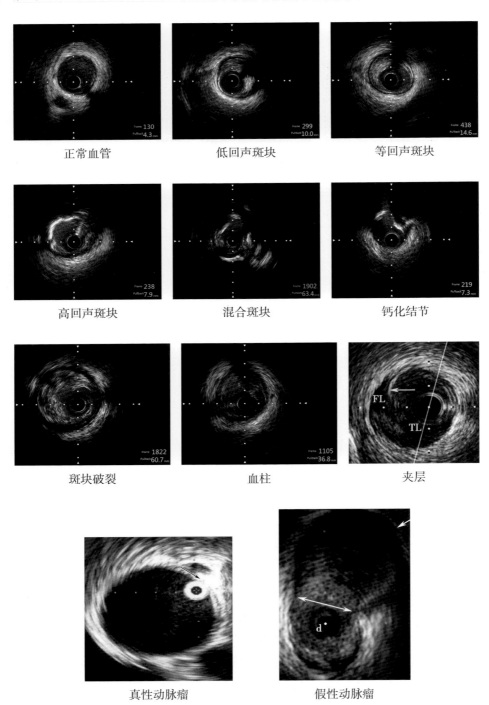

正常血管　　　　　　　　低回声斑块　　　　　　　　等回声斑块

高回声斑块　　　　　　　　混合斑块　　　　　　　　钙化结节

斑块破裂　　　　　　　　血柱　　　　　　　　夹层

真性动脉瘤　　　　　　　　假性动脉瘤

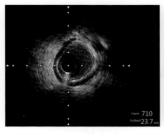
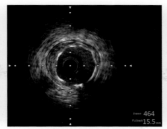
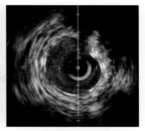

心肌桥　　　　　　　　　　金属支架　　　　　　　　生物可降解支架

度、残余管腔横截面积及管腔内夹层的横截面积。

- 动脉瘤
  - 真性动脉瘤：病变处血管壁全层向外膨出，并且与邻近参考段血管相比，面积及外弹力膜面积增加>50%。
  - 假性动脉瘤：可见外弹力膜断裂，常见于介入诊疗术后。
- 心肌桥：围绕壁冠状动脉一侧的半月型低回声或无回声区称为半月现象，心肌桥内的壁冠状动脉收缩期管腔缩小、舒张期增加。
- 支架。
  - 金属支架：沿血管壁走行的强回声点或回声弧。
  - 生物可降解支架：表现为双层小梁结构，植入后即刻呈规则的方形结构，声学强度与钙化组织相似，但小梁后无声影。

IVUS 常见伪像

- 不均匀转动伪像（non-uniform rotational distortion，NURD）及运动伪像：NURD 为导管不均匀转动造成的图像变形；运动伪像为由于导管位置不稳定出现图像变形。
- 环晕伪像：导管周围一圈厚度不一、明亮的环状影像，使邻近导管的区域图像显示不清。
- 血液及近场伪像：当换能器声波频率增加及血流速度减慢时，血液回声强度会增加，影响血管腔与组织边界的辨认。

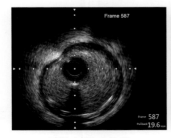
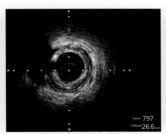
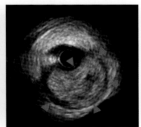

不均匀转动伪像　　　　　　环晕伪像　　　　　　血液及近场伪像

IVUS 测量

【管腔测量】
- 管腔横截面积:管腔边界围绕的区域为横截面积(cross sectional area, CSA)。
- 最小管腔面积(minimal lumen area, MLA):病变最狭窄处的管腔面积。
- 最小管腔直径:经过管腔中心的最短直径。
- 最大管腔直径:经过管腔中心的最长直径。
- 管腔偏心率:(最大管腔直径 – 最小管腔直径)/ 最大管腔直径 ×100%。
- 管腔面积狭窄率:(参考段管腔 CSA– 最小管腔 CSA)/ 参考段管腔 CSA ×100%。

【病变及测定】
与参考节段相比有明显动脉粥样硬化斑块处,狭窄定义为管腔 CSA 减少至少 50% 的病变处;最重狭窄处指管腔面积最小的狭窄部位。如果同一血管中存在多个病变,病变与病变之间至少相隔 5mm,否则应视为同一病变。
- 斑块面积:IVUS 很难确定内弹力膜位置,因此无法测定组织学意义上的斑块面积,常利用 EEM-CSA 减去管腔 CSA 来代替。由于中膜面积在其中占的比例很小,因此很少影响对斑块面积的测定。
- 最大斑块和中膜厚度:经过管腔中心的直线上,内膜前缘至 EEM 的最大距离。
- 最小斑块和中膜厚度:经过管腔中心的直线上,内膜前缘至 EEM 的最小距离。
- 斑块偏心率:(最大斑块和中膜厚度 – 最小斑块和中膜厚度)/ 最大斑块和中膜厚度 ×100%
- 斑块负荷:斑块 CSA/EEM-CSA ×100%,代表斑块占 EEM-CSA 的比例。

【参考节段的定义】
- 近端参考节段:同一段血管的病变近端最大管腔部位(通常是距离病变 10mm 且无主要分支处),并不一定是斑块最少部位。
- 远端参考节段:同一段血管的病变远端最大管腔部位(通常是距离病变 10mm 且无主要分支处),并不一定是斑块最少部位。

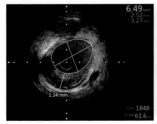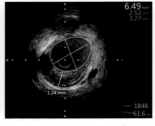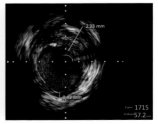

管腔测量:管腔横截面积　　管腔测量:最小管腔直径　　管腔测量:最大及最小斑块和中膜厚度

【支架的测量】

● 支架 CSA：支架边界围成区域的面积。

● 最小支架直径：经过支架中心的最短直径。

● 最大支架直径：经过支架中心的最长直径。

● 支架对称性：(最大支架直径 – 最小支架直径) / 最大支架直径。

● 偏心指数：在每一帧图像测得最小支架直径 / 最大支架直径后计算的平均值。

● 支架扩张系数：最小支架 CSA/ 参考段管腔 CSA。

【支架对称性、偏心指数及支架扩张系数】

是评估支架扩张是否对称及充分的几何参数，与临床预后相关。

【支架贴壁不良（incomplete stent apposition, ISA）】

1 个或多个支架小梁与血管壁分离（排除血管分支开口部位），往往在支架后方可以看到闪烁的血流信号。可分为急性 ISA 和晚期 ISA。急性 ISA 发生在支架植入后即刻，而晚期 ISA 在随访过程中观察到。

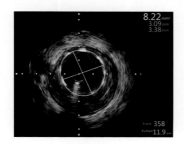 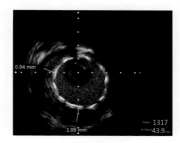

支架的测量   支架贴壁不良

【支架术后的随访评估】

● 没有支架覆盖的病变：EEM、管腔面积、斑块和中膜面积的绝对值及其改变量。

● 支架覆盖的区域：支架及管腔直径、面积的绝对值及改变量。

● 支架断裂：支架部分断裂为>180° 范围内支架小梁消失；完全断裂为至少 3 帧连续图像内，支架小梁在 360° 范围内消失。

● 支架再狭窄：支架内最小管腔面积<4mm^2（左主干<6mm^2）且内膜增生面积>50%。

● 内膜增生：内膜增生面积 / 支架面积 ×100%。

【血管重构】

● 重构指数：病变处 EEM-CSA/ 参考段平均 EEM-CSA；参考段平均 EEM-CSA 为近端和远端参考段 EEM-CSA 的平均值。

● 负性重构：重构指数<0.95。

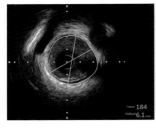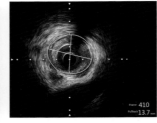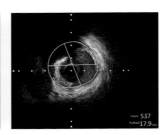

血管负性重构

- 正性重构：重构指数>1.05。

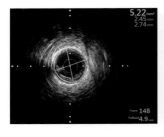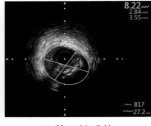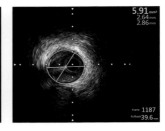

血管正性重构

二、OCT 原理、测量方法及识图

OCT（optical coherence tomography，光学相干断层成像）

- 应用干涉成像的原理,将光源发出的光线分成两束,一束发射到被测物体(比如血管组织),这段光束被称为信号臂,另一束到参照反光镜,称为参考臂。
- 由于干涉只发生在信号臂和参考臂长度相同时,所以改变反光镜的位置,就改变了参考臂的长度,则可以得到不同深度的组织信号,这些光信号经过计算机处理便可得到组织断层图像。
- OCT 集光学技术、超灵敏探测技术和计算机图像处理技术之大成,能够获得生物组织内部微观结构的高分辨图像。

OCT 种类

1. 时域 OCT（time domain OCT，TD-OCT）：M2/M3
- 光源：近红外线。
- 利用一个高速旋转的齿形反光镜来改变参考臂的长度,实现对不同深度组织扫描成像。
- 机械移动反光镜。
- TD-OCT 是把同一时间从组织中反射回来的光信号与参照反光镜反射

回来的光信号叠加、干涉,然后成像。

2. 频域 OCT (frequency domain OCT,FD-OCT)

- 光源:激光。

- 参考臂的参照反光镜固定不动,通过改变光源光波频率来实现信号的干涉。

- 更加快速的扫描。

OCT 操作技术

- 肝素化;如无禁忌证,冠脉内应用硝酸甘油 100~200μg,避免痉挛。

- 导管准备:擦拭管身,激活亲水涂层;在体外用 100% 的造影剂冲洗管腔直至从尖端滴出至少 3 滴造影剂、排除保护鞘内气泡,注意不要用混有血液的造影剂注射器保持连接,以便重复冲洗。

- 用 DOC 护套来套住 DOC。

- 将导管连接至 DOC,机器将自动检测正在使用的导管;成像导管的 4 个突起和 DOC 的 4 个凹槽对准,插入导管,顺时针转 1/8 圈,在连接过程中 DOC 上的 5 个灯依次全部亮起。

- 图像测试:握住导管,以便进行图像测试。

- 沿指引导丝送入 OCT 导管,镜头标记完全通过靶病变,镜头与镜头标记的距离为 2mm。

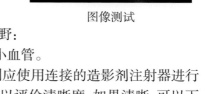

图像测试

- 回撤设置和回撤类型:

  - 回撤类型:75mm 36mm/s;54mm 18mm/s;静态成像。

  - 触发类型:自动、手动。

  - 能够修改 OCT 录制的外观和视野:
    10mm 适用于大血管;5mm 适用于小血管。

- 回撤准备:如果血液进入导管管腔,则应使用连接的造影剂注射器进行清洗;在实时扫描期间,注入一小股造影剂,以评价清晰度,如果清晰,可以下一步回撤,如果不清晰,再次调整指引导管位置及角度,再次评价。

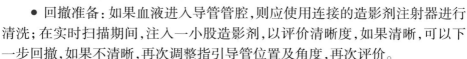

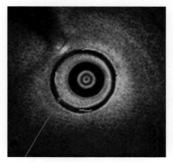

血液:衰减近红外信号

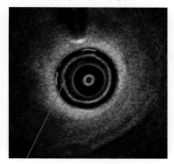

纯造影剂充盈后

• 沿指引导丝送入 OCT 导管至病变远端参考血管 10mm 以外后,通过指引导管推注造影剂冲洗血管内血液并开始回撤,可以手动或自动回撤,常用的自动回撤,速度为 20mm/s。

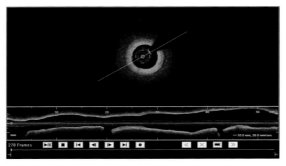

回撤

◆ 注射泵设置:100% 造影剂、4ml/s 或更低的冲洗速率、总冲洗量为 14ml 或更少;压力限制:300psi 或最接近的可用设置;0.0 秒上升时间。

◆ 回撤中如患者出现严重缺血症状(ST-T 段抬高,严重胸痛,心律失常等),请结合临床,及时停止图像采集。

• 总结:5 个 P:

◆ 准备(Preparation):导管 / 控制台 / 造影剂。

◆ 定位(Position):导管相对于靶病变 / 支架的定位。

◆ 清洗(Purge):如果导管腔内有血液,应予以清除。

◆ 注入一小股造影剂(Puff):注入一小股造影剂来评价是否充分清除。

◆ 回撤(Pullback):图像采集。

• 整体审视是否满意,是否需要重新检查:

◆ 影像完整性:是否完整包含 ROI(支架、病变及近、远段)。

◆ 影像质量:是否清晰、血液清除干净,足够提供临床有用信息或进行分析。

• 断开成像导管:手术结束后,先按 UNLOAD 键,DOC 上的灯依次熄灭,只剩一个灯亮时,逆时针转 1/8 圈取下成像导管切忌直接硬拔,很容易损坏 DOC。

OCT 图像分析

• 长轴图像:有利于分析病变的长度及分布状况。

• 短轴图像:显示冠脉的横截面,可以更仔细地分析冠脉的管壁结构及病变状况。

• 使用"Zoom"进行图像的缩放。

- 点击左键,拖动鼠标到感兴趣的区域形成矩形,松开鼠标即可放大。
- 近端参考:同一血管段内血管近端最大管腔处,通常为 10mm 以内,无主要分支。
- 远端参考:同一血管段内血管远端最大管腔处,通常为 10mm 以内,无主要分支。

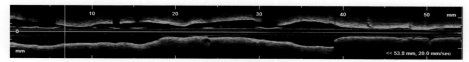

OCT 长轴图像

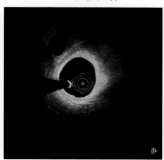

OCT 短轴图像

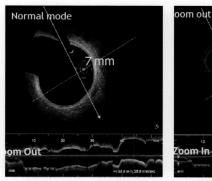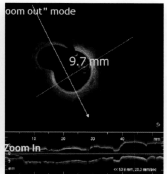

图像的缩放

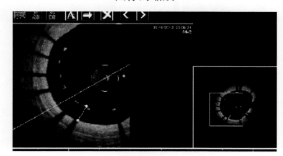

图像的放大

OCT 图像解读

- 正常血管：内／中／外膜三层结构内膜薄，明亮并且细密；中膜暗淡呈圆环状；外膜明亮略显疏松。
- 纤维斑块：均质、高信号、低衰减。
- 脂质斑块：低信号、边界模糊、不均一、高衰减：
  - 富含脂质斑块：脂质弧度＞180°。
  - 薄纤维帽粥样硬化斑块（TCFA）：斑块在 2 个象限或者以上，纤维帽最薄处 ≤ 65μm。

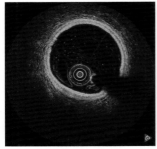 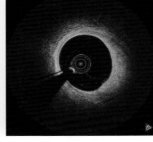 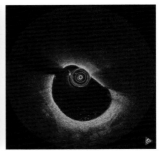

正常血管　　　　　　　　　纤维斑块　　　　　　　　　脂质斑块

- 钙化斑块：低信号、边界清晰、不均一、低衰减：
  - 浅表钙化结节：斑块帽内或者非常接近该帽有钙化小结突出斑块帽；表面帽厚度＜100μm，钙化＜90° 范围。

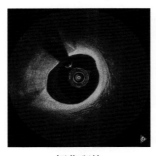 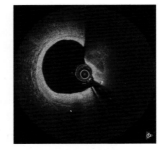

钙化斑块　　　　　　　　　　　　浅表钙化结节

- 血栓：突入管腔的与血管壁不相连的团块影：
  - 红血栓：高衰减、有阴影、不可见血栓后的血管壁结构。
  - 白血栓：低衰减、无阴影、可见血栓后的血管壁结构。
  - 混合血栓：同时可见红色和白色血栓。
- 胆固醇结晶：为斑块内方向一致的、线状的、高度反射结构。

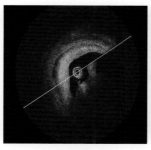
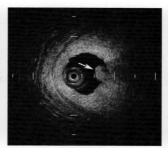
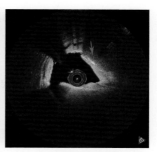

红血栓　　　　　　　　　　　白血栓　　　　　　　　　胆固醇结晶

- 巨噬细胞浸润:通过巨噬细胞对光信号的强反射实现,OCT 表现为高亮度伴有背向阴影(high intensity signal followed by stripe pattern shadow)。
- 斑块侵蚀:内膜完整、表面不光滑、可见小血栓样团块。

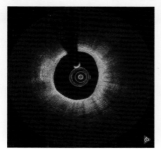
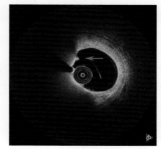

巨噬细胞浸润　　　　　　　　　　　斑块侵蚀

- 斑块破裂:内膜断裂不完整、后或可见空腔;按照破裂形态大致可分为内膜撕裂、溃疡和夹层:
    - 内膜撕裂。
    - 溃疡。
    - 夹层:呈孤立的新月形组织斑片,在斑片后方有环形无回声区域,深达内膜下或中层。

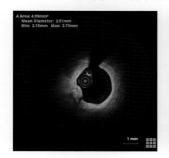
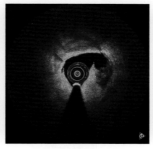
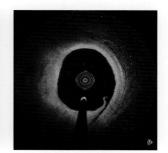

内膜撕裂　　　　　　　　　　溃疡　　　　　　　　　　夹层

- 壁内血肿：血管内膜与外膜间被月牙形、均质、低密度区域隔离。
- 金属支架：后面带声影的高亮度的点状影。
- 支架贴壁不良：支架小梁内面到管腔表面的距离大于支架小梁厚度 + polymer 厚度 + OCT 分辨率；一般可以采用支架梁距离内膜超过 200μm 的标准：

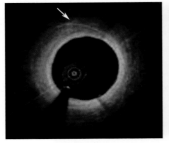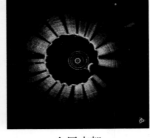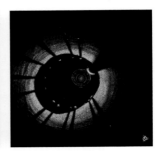

| 壁内血肿 | 金属支架 | 支架贴壁不良 |

- ◆ 晚期支架贴壁不良：>1 年后出现的支架贴壁不良。
- 支架内组织脱垂：组织通过支架梁间隙突入管腔内，突出俩相邻支架梁之间假想连接弧线的组织。
- 可降解支架：方块状低密度影、无声影。
- 支架小梁的分析：
  - ◆ A：贴壁良好，并有内膜覆盖。
  - ◆ B：贴壁良好，但无内膜覆盖。
  - ◆ C：贴壁不良，无内膜覆盖。
  - ◆ D：处于分支。
- 斑块内新生血管：小黑色空腔，靠近外膜或靠近管腔，直径在 50~100μm。

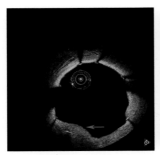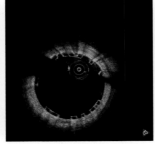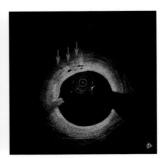

| 支架内组织脱垂 | 可降解支架 | 斑块内新生血管 |

OCT 图像伪像

- 残留血液（residual blood）：成像时管腔内的血流未冲干净，红细胞使光束散焦，减弱血管壁明亮度。残留血液需跟血栓鉴别。

- 错层伪像（sew-up artifact）：在 1 帧成像时，动脉或者成像导丝快速运动，导致管腔边界信号点失调；有时候需跟内膜撕裂鉴别。

- 饱和伪像（saturation artifact）：光束的高镜面反射（通常是支架小梁），产生增幅的信号，超过数据获得系统的动态范围从而形成饱和伪像，表现为图像内轴向高或者低强度的线形条纹。

- 切线信号丢失（tangential signal dropout）：当成像导丝靠近血管壁的时候，光束与管壁组织平行，可被组织吸收，结果是导致其后形成一个低信号区，容易误以为是脂质斑块。

- "开花"伪像（blooming）："开花"伪像通常出现在信号很强的地方，比如支架小梁表面，表现为明亮的反射，在轴向上扩大和变模糊。

- "挤压"伪像（compression）：有时鞘管紧挨血管壁对组织产生足够的压力，影响接触点附近管壁的散射，典型的表现是背散射增强，OCT 图像表现为亮度低于接触点。

- 气泡伪像（bubble artifact）：在鞘管和光学纤维之间的硅胶润滑剂中形成的小气泡能够衰减相对应区域的血管壁信号，这种图像不适合用于组织特点分析。

- 偏心成像导丝相关伪像（artifacts related to eccentric wire position）：可能继发于成像扫描速度，偏心导管导致各个 A- 线（A-line）之间的距离加大，因而减小了横向分辨率，称之为"旋转木马（merry-go-round）"效应。

- 折叠伪像（fold-over artifact）：FD-OCT 中较常见，是组织信号反射范围超过系统视场时，傅里叶变换的"相位区间跳变"或者"假频"引起的后果，典型图像多出现在分支或者大血管上。

- 不均匀旋转伪像（nonuniform rotational distortion）：自转光学纤维旋转速度的变化导致不均匀旋转失真通常是血管弯曲或者导管缺陷或者鞘管干扰光学纤维的平滑旋转，导致局部图像缺失或者形状失真。这种伪像主要出现在 IVUS 里，OCT 较少见可能是与 OCT 导丝较小，机械转动简单有关。

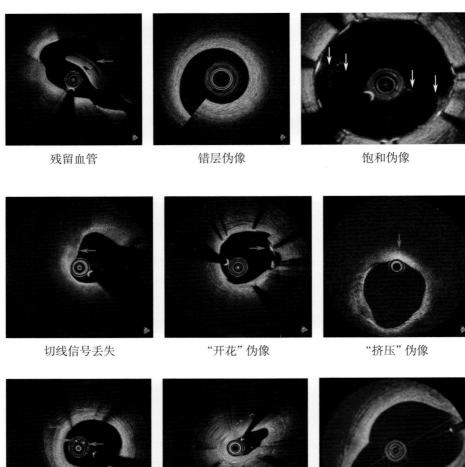

残留血管	错层伪像	饱和伪像
切线信号丢失	"开花"伪像	"挤压"伪像

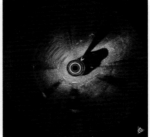
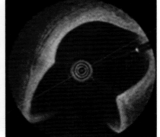

气泡伪像	偏心成像导丝相关伪像	折叠伪像

OCT 测量

- 测量校准：以导管外壁反射作为基准（有 4 个黄色记号标志），导管外径 2.7F（0.9mm）；如果导管校准出现偏差，可以通过 Z-Offset 进行重新调整。
- 可以进行长度和面积的测量。
- 长度测量：
  - 所有测量结果在左上角显示。
  - 点选 2 个点进行长度测量。
  - 测量支架梁到内膜的距离。

- ◆ 在长轴上可以进行病变长度或所需支架长度的测量。
- 面积测量:
  - ◆ 自动测量。
  - ◆ 手动测量。
  - ◆ 自动显示面积,平均直径、最大直径和最小直径。
- 面积和直径狭窄程度测量:
  - ◆ 选择 %AS 或 %DS。
  - ◆ 选择哪个是外圈面积,哪个是内圈面积。
  - ◆ 选择哪个是外径,哪个是内径。
  - ◆ 自动显示狭窄管腔和参考血管面积,平均直径、最大直径、最小直径、面积狭窄率和直径狭窄率。
- 管腔测量:
  - ◆ 最小管腔直径。
  - ◆ 最大管腔直径。
  - ◆ 管腔横截面积。
- 斑块测量:
  - ◆ 斑块性质。
  - ◆ 纤维帽厚度。
  - ◆ 病变长度。
- 支架植入即刻的测量:
  - ◆ 最小支架直径:通过支架中心点的最小直径。
  - ◆ 最大支架直径:通过支架中心点的最大直径。
  - ◆ 支架横截面积:由支架边缘界定的区域。
- 支架随访:
  - ◆ 新生内膜厚度:新生内膜的管腔面距支架小梁之间的距离。
  - ◆ 新生内膜面积:支架面积 – 管腔面积。

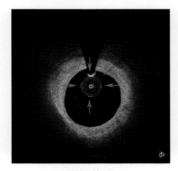

测量校准

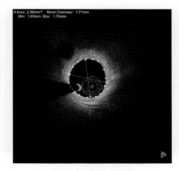

测量长度和面积

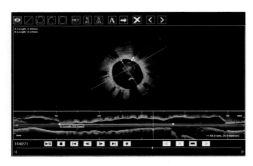

长度测量

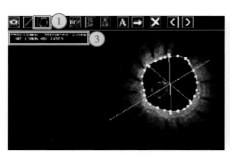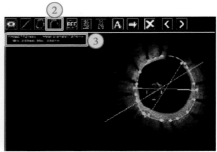

面积测量

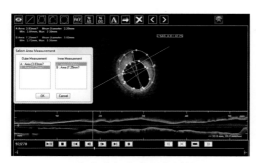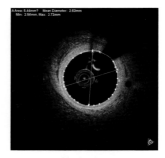

面积和直径狭窄程度测量　　　　　　　管腔测量

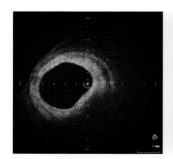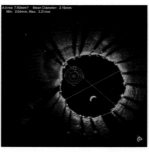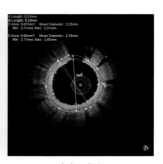

斑块测量　　　　　支架植入即刻的测量　　　　　支架随访

三、FFR 原理、测量方法及识图

FFR 原理

- FFR 指心外膜狭窄冠状动脉提供给支配区域心肌的最大血流量与同一支冠状动脉正常时提供给心肌的最大血流量的比值。
- FFR = 狭窄时最大心肌流量 / 正常时最大心肌流量；在心肌血管床最大程度扩张，其阻力达最小而接近常数，中心静脉压接近零时 $FFR=Pd/Pa$。
  - Pa 可用指引（诊断）导管测得，Pd 需用末端带有压力感受器的直径 0.014″ 的压力导丝测量（送压力导丝通过病变使其感受器位置在狭窄远端）。

FFR 测量方法

- 送入指引导管：可以使用任何尺寸的指引导管，只要避免对主动脉压的影响。
  - 不推荐使用带侧孔的指引导管，因为 Pa 会受到指引导管远端（冠状动脉口压力）和侧孔处压力双重影响。
  - 不推荐使用造影导管测量 FFR，因为造影导管支撑力不好，管壁粗糙，进出导丝时导管容易移位，不能获得稳定的 Pa 数值，影响测量准确性。
  - 注意实时观察主动脉压力形态，防止导管嵌顿影响 FFR 准确性。

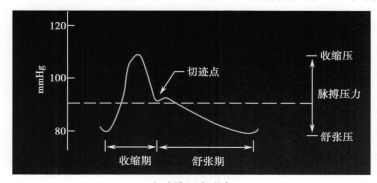

主动脉压力形态

- 主动脉压校零（Pa 校零）：主动脉压校零的关键是主动脉压传感器高度，传感器要位于患者腋中线水平，所以校零前需先核对传感器高度。
- 压力导丝校零（Pd 校零）：将压力导丝套管水平放置，高度与患者腋中线齐平，用 50ml 注射器冲洗导丝套管（导丝套管容量 25ml），一次排空气体，连接 FFR 设备后压力导丝校零。

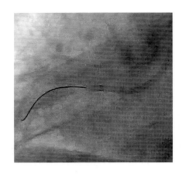

导丝压力传感器位于导丝头端
显影区近侧，长度 2mm，不显影

    ◆ 若压力导丝校零前被误从套管中取出，或者术中需要重新校零，可以把压力导丝传感器放入充满生理盐水的注射器中，水平放置注射器，位于腋中线高度进行校零。

- EQ：导丝压力传感器位于导丝头端显影区近侧，长度 2mm，不显影。

    ◆ 传感器刚出指引导管后，撤出导引针，关紧"Y"阀，用生理盐水冲洗指引导管，排除残留对比剂，再次透视确认压力传感器位置。

    ◆ Pa 和 Pd 平均压差值在 ±5mmHg 内，可以进行 EQ，消除 Pa 和 Pd 差值，Pd/Pa 等于 1。若平均压差值超过 ±5mmHg，调整主动脉压传感器位置，Pa>Pd，则主动脉传感器往高移动；Pa<Pd，则主动脉压传感器往低移动，直到 Pa 和 Pd 平均压差值在 ±5mmHg 内，Pa 重新校零后，进行 EQ。

    ◆ 如果需要断开导丝尾端，重新连接时使用湿纱布擦干净尾端电极，再用干纱布擦干后把导丝尾端完全插入连接器，有 Pd 信号显示后旋紧。

    ◆ EQ 值在 ±9 之内，如果超过重新校零。

- 送入压力导丝：EQ 后，建议将压力导丝传感器放置到血管尽可能远端，超过血管长度 2/3 处，至少在病变远端 2~3cm，不要放置于动脉瘤内。

- 记录静息 Pd/Pa 值：导丝到位后，冠状动脉注射 200μg 硝酸甘油，等血压恢复后，记录稳定的 Pd/Pa 值，为静息 Pd/Pa 值。

- 微循环最大充血状态：药物起效标志是血压发生变化，血压会下降 10%~15%，达到最大充血状态的标志是 Pa 平均压、Pd 平均压和 Pd/Pa 三条线平行，不再下降，维持至少 20 秒。

    ◆ 常用的药物是腺苷和 ATP。

    ◆ 给药方式为静脉滴注和冠状动脉弹丸式注射。

    ◆ 静脉给药剂量为 140~180μg/（kg·min），配制为 1mg/ml，肘正中静脉或股静脉给药，速度计算公式：输液速度（ml/h）= 体重（kg）× 8.4 或 ×

10.8，相当于 140μg/（kg·min）或者 180μg/（kg·min），也可以按照千克体重乘 10 计算，其计算简单且剂量约等于 167μg/（kg·min），FFR 数值在临界值时，不需要加大剂量进行第二次测量。

- ◆ 冠状动脉弹丸式注射 ATP，《冠状动脉血流储备分数临床应用专家共识》推荐右冠状动脉 40μg/ 次（最大 120μg/ 次），左冠状动脉 60μg/ 次（最大 600μg/ 次），欧洲《血流储备分数测量标准》推荐右冠状动脉 100μg，左冠状动脉 200μg，弹丸式注射。

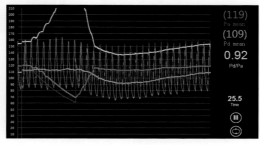

- ● 记录 FFR：微循环最大充血状态时 Pd/Pa 才可以被称为 FFR 数值，记录冠状动脉推注 ATP 或腺苷时压力最低处值为 FFR 值，FFR 数值应该位于记录图形的靠近中间位置，记录到血压和 Pd/Pa 数值下降到逐渐回升的过程。

记录 FFR

- ● 回撤压力导丝和校验（verify）：回撤导丝压力传感器到指引导管口当初进行 EQ 的位置进行校验。若 Pa 和 Pd 的平均压不超过 ±3mmHg，说明没有数据漂移，测量结果可信；若超过 ±3mmHg，说明有数据漂移，需要重新 EQ 再次测量。

FFR 数据解读

- ● 正常的压力形态。
  - ◆ 静息状态下：存在舒张期压力阶差，收缩期极少有压力阶差。
  - ◆ 充盈状态下：舒张期压力阶差明显增加，收缩期阶差也有一些增加。
- ● 数据漂移：存在数据漂移时说明测量的数据不可靠，需要重新 EQ 再次测量。
  - ◆ 位于远端的压力导丝波形和主动脉压波形完全一样，说明有信号漂移。

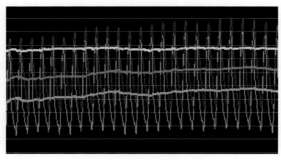

正常的压力形态（静息状态）

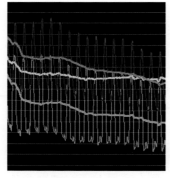
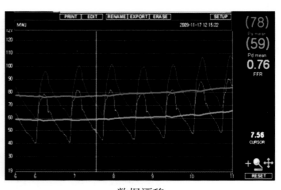

正常的压力形态(充盈状态下)　　　　　　　　数据漂移

- ◆ 校验时若超过 ±3mmHg,说明有数据漂移。
- FFR<0.75　→心肌缺血(特异度 100%),建议 PCI/ 血运重建。
- FFR>0.80　→心肌缺血的可能性非常小(敏感度 90%),最佳药物治疗。
- FFR=0.76~0.80　灰色地带。
  - ◆ 加大血管扩张药物的剂量,再重新测定 FFR;结合其他的指标及临床情况,综合判断。
- 血管中远段单支临界病变,以 0.75 为临界值;多支血管,多处病变,前降支近端或左主干等供血面积大的部位,以 0.80 为临界值。
- 回撤结果的解读,有两种方法:
1)观察 Pd 平均压从远端到近端的变化。
2)观察△FFR 的变化。
  - ◆ 局限病变远端到近端会有明显的压力跳跃,形成阶差,或者 FFR 数值的明显变化;而弥漫病变的压力和 FFR 数值是缓慢上升的,没有明显的阶差。
  - ◆ 对于多处病变先处理压力阶差>10~15mmHg(经验值)或△ FFR 最大的病变,然后再次测量 FFR,若 FFR>0.80,口服药物治疗;若 FFR≤0.80,继续回撤,找到阶差最大的病变处理,然后再次测量,直到 FFR>0.80。
- FFR 数据和造影结果匹配情况:
  - ◆ 造影狭窄严重,FFR≤0.80;造影狭窄程度轻,FFR>0.80。
- FFR 数据和造影结果不匹配:造影狭窄严重,FFR>0.80,原因有:
  - ◆ 供血范围小:常见于回旋支,右冠和分支血管。
  - ◆ 慢性狭窄,有丰富的对侧侧支循环。
  - ◆ 陈旧性心梗:死亡心肌细胞不需要血液供应,存活心肌较少,血流可以满足需求。

- 肥厚型心肌病：增生的心肌超过增生的微循环血管，FFR 数值被高估。
- 微循环障碍：常见于糖尿病、心肌梗死、右冠和女性患者，微循环不能充分扩张，FFR 数值被高估。
- ATP 或腺苷快速代谢：静脉给药不能维持稳定血药浓度，压力曲线和 FFR 数值不稳定，忽高忽低，此时需冠脉给 ATP/ 腺苷测量 FFR 数值。
- FFR 数据和造影结果反向不匹配：造影狭窄程度轻，FFR ≤ 0.80，原因有：
  - 供血范围大：常见于左主干、前降支近端、年轻患者和男性患者。
  - 给对侧供血：通过侧支循环给对侧狭窄血管供血。
  - 弥漫病变：因为缺少正常参考段，造影低估病变，弥漫长病变对于血流影响大于局限性病变。
  - 支架术后：支架膨胀不全，边缘夹层，没有完全覆盖病变，残余狭窄。
  - 肌桥：长的肌桥，类似弥漫病变，对血流影响很大，有时需要腔内影像鉴别是弥漫病变还是肌桥影响，以及肌桥长度。

四、影像学及生理学检测技术临床应用

影像学检查的作用

- 判断斑块性质、决定预扩张策略。
- 测量各种长度、面积可以帮助选择合适尺寸的支架 / 球囊。
- 判断支架释放效果。
- 帮助解读造影上模糊不清楚的影像。
- 有助于判断 ACS 的罪犯血管。
- 有助于判断狭窄程度，决定治疗策略。

应用腔内影像辅助进行诊断和指导 PCI 的推荐

- 冠脉病变的诊断性评估：

【专家共识】
  - 造影图像不清楚 / 模糊（如存在夹层、血栓、钙化结节等）。
  - 评估左主干狭窄。
  - 复杂分叉病变。
  - ACS 罪犯病变判断。
- 指导 PCI 和优化 PCI 结果：

【RCT 研究证实的】
  - 长病变。
  - 慢性闭塞病变。

【专家共识】

- ◆ ACS 患者。
- ◆ 左主干病变。
- ◆ 分叉病变双支架。
- ◆ BRS 植入。
- ◆ 肾功能不全（IVUS）。
- 识别支架失败机制：
  - ◆ 再狭窄。
  - ◆ 支架血栓。

获得腔内影像注意事项

- 尽可能在植入支架前获得腔内影像资料：
  - ◆ 可以评估病变性质和范围（钙化还是富含脂质斑块），决定是否需要采取激进的预扩张措施（旋磨、切割或聚力球囊），还是采取直接支架（防止脂质栓塞）。
  - ◆ 有助于选择支架尺寸（直径和长度）。
- 采用自动回撤模式：
  - ◆ 有助于测量病变长度。
- 保证全程图像清晰：
  - ◆ OCT 有效的血流冲洗非常关键，如果严重狭窄，需要先预扩张后再进行 OCT 检查。
  - ◆ IVUS 有必要时注射造影剂明确病变边界；冲洗中心腔，防止气泡影像。
- 一个系列图像最好包含整个病变：
  - ◆ 至少从病变远端 20mm 处开始回撤。
  - ◆ 近端至左主干或右冠开口。
  - ◆ OCT 可以采用 75mm 长的回撤模式。
- IVUS/OCT 图像和造影图像 Co-registration 可以更好地指导支架定位。

判断罪犯病变

- NSTEACS 中超过 30% 患者单纯通过造影不能判断罪犯病变，另外超过 10% 的患者存在多个罪犯血管，4%~10% 患者造影没有发现狭窄病变，在 STEACS 患者中同样 4%~10% 患者造影没有严重狭窄。
- OCT 可以准确识别血栓，并区分红色和白色血栓；IVUS 在识别血栓方面具有挑战性，在扫描同时注射造影剂有助于血栓识别。
- 罪犯病变腔内影像上的典型特点：斑块侵蚀、斑块破裂及其相关的血栓。
  - ◆ 斑块破裂：斑块表面纤维帽连续性中断，大多数合并有斑块内空腔。

在陈旧的破裂斑块或者经过抗栓治疗的新鲜破裂斑块可能没有血栓发现。应识别罪犯和非罪犯破裂斑块：合并血栓、管腔面积小和大的斑块负荷的破裂斑块往往提示是罪犯病变。

- ◆ 斑块侵蚀：OCT 上如果纤维帽没有断裂，管腔表面可见白色血栓，则为"确定的"斑块侵蚀；如果没有发现血栓，仅有不光滑的管腔或者血栓负荷过重，由于信号衰减，血栓下的斑块不能确定性质，与其相连的上下游也没有发现表浅的脂质或钙化，则为"可能的"斑块侵蚀。如果管腔面积狭窄<70%，可以选择保守治疗。
- ◆ 破裂的钙化结节斑块：占 ACS 的 2%~7%，OCT 在识别此类病变准确性更高。钙化表面的纤维帽断裂，往往能看到血栓。近期的一系列 OCT 研究发现表浅钙化也与 PCI 围术期心肌损伤相关，此类钙化病变往往突入管腔，如果需要支架治疗时一定要充分预处理，往往需要旋磨等技术。

易损斑块

- • CCTA 图像：
  - ◆ 血管正性重构（positive remodeling）、低 CT 值斑块（low attenuation plaque）、点状钙化（spotty calcification）、餐巾环征象（napkin-ring sign）。
- • CAG 图像：
  - ◆ 偏心性病变、斑块颈部狭窄、突出或锯齿状边缘（Ⅱ型斑块）比具有光滑边缘的同心病变（Ⅰ型病变）更加不稳定。
  - ◆ 粗糙的病变（即不规则边缘）。
- • IVUS 影像：
  - ◆ 纤维帽厚度 ≤ 0.7mm；脂质核心面积 ≥ 1.0mm^2；脂质核心占斑块面积 ≥ 20%；偏心斑块；斑块内无回声。
- • VH-IVUS：
  - ◆ 通过 VH-IVUS 研究指出 MLA ≤ 4mm^2、斑块负荷>70%、存在 TCFA 类型的斑块是未来发生非罪犯血管 MACE 的因素。
  - ◆ VH-IVUS 中 TCFA 定义为在至少连续 3 帧中坏死核心>10%，接触管腔的坏死核心>30°，或连续 3 帧中斑块负荷>40%、坏死核心>10% 且与管腔接触。
- • OCT：
  - ◆ CLIMA 研究指出 OCT 下>180° 脂质弧度、MLA<3.5mm^2 和巨噬细胞浸润的 TCFA 病变发生心源性死亡和 TVR 相关 MI 发生率明显增高。
  - ◆ OCT 可以识别富含脂质斑块（>180° 脂质弧度），其和介入治疗围术期 MI 和无复流相关；但术前识别脂质斑块的临床意义还不清楚。

◆ OCT 下 TCFA 被定义为纤维帽 ≤ 65μm,脂质核 ≥ 2 个象限。

左主干病变 IVUS 提示缺血的 MLA 界值及治疗建议

IVUS 测量面积	治疗建议
MLA<4.5mm^2	介入治疗
MLA 4.5~6mm^2	进一步进行生理学评估
MLA>6.0mm^2	保守治疗

非左主干病变腔内影像提示缺血的 MLA 界值:

● 非左主干病变提示缺血的 MLA 界值 OCT 为 1.96mm^2(1.85~1.98mm^2)。

● 早期研究提示介入治疗的 IVUS 的界限值为面积狭窄>70%、最小管腔直径 ≤ 1.8mm、MLA ≤ 4.0mm^2。

● IVUS 近年来的研究提示对于参考直径>3mm 的病变 MLA<2.8mm^2,对于参考直径<3mm 的病变 MLA<2.4mm^2 是提示介入治疗的界值。

腔内影像指导支架尺寸的选择

● 参考血管段的选择:斑块负荷<50%、OCT 下最好可以见到>180° EEM(接近 80% 的患者可以实现)、无脂质斑块。

    ◆ 近端参考:同一血管段内血管近端最大管腔处,通常为 10mm 以内,无主要分支。

    ◆ 远端参考:同一血管段内血管远端最大管腔处,通常为 10mm 以内,无主要分支。

● 测量远端、近端参考段和斑块负荷最重截面(IVUS 可以测量 EEM、OCT 不一定都能测量)3 个横截面;直径测量包括管腔或 EEM 直径两种,且分别测量最小直径和最长直径,并可以计算平均直径;IVUS 测量还可以测量中膜 - 中膜直径。

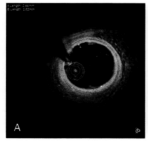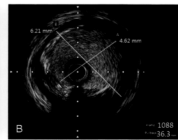

血管直径测量

A. OCT 测量管腔直径和中膜 - 中膜直径,A 线为管腔直径,B 线为中膜 - 中膜直径;B. IVUS 测量管腔直径和中膜 - 中膜直径,A 线为管腔直径,B 线为中膜 - 中膜直径

- 根据测量数据选择支架尺寸,从保守到激进依次有以下几种选择:最保守的是选择上述测量数据中最小的参考段管腔直径;激进一些依次根据近端和远端参考管腔直径的平均值、最大的参考段管腔直径、IVUS 测量下平均 mid-wall 直径和最小的参考段 EEM 直径、最大的参考段 EEM 直径;更激进一些的是 IVUS 下最小 MLA 截段处 EEM 直径。
- 根据临床实践,应用远端参考段选择支架尺寸、近段优化处理是安全有效的方法。
- 如果采用测量远端参考段平均管腔直径,建议在选择支架时尺寸可以上调 0~0.25mm,如果选择 EEM 测量,支架尺寸可以下调 0~0.25mm。
- 应用 OCT 指导时,根据 EEM 测量选择支架是可行的。
- IVUS/OCT 和造影图像的融合(Co-registration)有助于更准确选择支架长度。
- 注意是否存在负性重塑或心肌桥,特别是在长病变或者 CTO 病变,避免选择的支架引起血管破裂。
- 研究数据显示 OCT 测量较 IVUS 测量偏小,根据不同影像选择支架尺寸会有一定差异,但是没有影像临床事件。

支架释放良好的评价

- 支架膨胀:
  - 支架膨胀不良是支架失败的主要预测因素。
  - 支架最小横截面积(MSA)和预先设定的参考面积比较而言:预先设定的参考面积指支架预期达到的面积或者远端、近端最大或平均参考面积。
  - 术后支架 MSA/ 平均参考管腔面积 ×100%>80%。
  - 在非左主干病变 MSA 应该达到>5.5mm^2(IVUS)和>4.5mm^2(OCT)。
  - 对于左主干病变,支架后 IVUS 下 MSA 在左主干末端>7mm^2 和左主干近端>8mm^2。
- 支架贴壁:
  - 支架贴壁不良:支架未和血管壁相贴。
  - 可以在支架即刻就存在,急性贴壁不良;也可以后期发生,晚期贴壁不良。
  - 晚期贴壁不良:可能是急性贴壁不良持续,也可能是血管炎症反应或正性重构导致血管壁增宽出现,还有可能在急性 MI 介入治疗时,支架即刻在支架和血管壁间存在血栓,即刻没有发现,随访时由于血栓溶解出现贴壁不良。

- 尽管急性贴壁不良与临床预后的关系不确定,但应尽量避免出现明显的贴壁不良,如果解剖上允许,应尽量纠正,以免贴壁不良影响支架内皮化。
- 贴壁不良程度<0.4mm、长度<1mm 时往往不影响内皮化,因此可以不去纠正,但仍需要临床数据证实。
- 晚期获得性贴壁不良是晚期和极晚期支架血栓的原因之一。
- 组织脱垂:
  - 与稳定型冠心病患者相比,ACS 患者的组织脱垂可能由于脱垂组织成分的不同而与不良事件相关。
- 夹层:
  - IVUS 或 OCT 检测到的大的夹层是 MACE 发生的独立预测因素,存在残余斑块负荷、范围>60°、纵轴长度>2mm、累及中膜或外膜的位于支架边缘的夹层会增加不良事件发生率。
  - 造影上显示支架边缘的残余狭窄,经 IVUS 或 OCT 检查,发现部分可能是由支架边缘血肿造成。
- 残余狭窄:
  - 支架定位良好,支架两端没有>50% 的残余狭窄。
  - OCT 发现支架边缘落在脂质斑块上,是无复流 / 再狭窄的危险因素。

影像学方法评估支架失败机制

- 高度推荐应用冠脉腔内影像学技术检查支架再狭窄和支架血栓,明确支架失败机制。
- 虽然没有前瞻性研究数据证实,但是根据支架失败的具体原因,个体化治疗是合理的:贴壁不良 / 膨胀不良造成的需要进行后扩张治疗,新生动脉硬化造成的倾向于再次支架植入。
- OCT 检查更适合评价支架再狭窄和支架血栓。

左主干开口或体部介入治疗

- 指引导管选择:开口病变注意不要应用 AL 导管,可以选择短头的指引导管。
- 选择合适的投照体位:LM 开口病变一般选择正头位或稍偏左的头位。
- 注意避免导管嵌顿,在将导丝送入远端后,将指引导管轻轻拉离主干开口。
- IVUS 有助于确定血管真实直径,进而指导支架选择。
- 支架需要进入主动脉 1~2mm,保证完全覆盖 LM 开口病变。

- 释放支架时指引导管完全脱离左主干。
- 球囊充盈时间<30秒，可以反复充盈多次。
- 支架近端应用球囊扩张呈喇叭形，确保支架近端完全贴壁；避免造成血管损伤；IVUS 有助于获得满意的效果。

腔内影像技术在 CTO 病变中应用

- 血管真假腔的识别及探寻真腔：
  - 判断真腔：真腔由血管 3 层结构（包括内膜、中膜及外膜）包绕；真腔与边支交通；假腔通常是与真腔平行的通道，一定长度内可不与真腔相通。
  - IVUS 可判断导丝是否位于真腔，并指导导丝重入真腔。
- 闭塞病变起始部位的识别：
  - 如果闭塞近端存在较大分支血管，可从分支血管成像寻找闭塞起源处，指导导丝的穿刺部位和方向，并确认导丝是否进入 CTO 近端纤维帽。
- 在反向 CART 技术中的应用：
  - 采用反向 CART 技术时，可根据 IVUS 明确正逆向导丝的空间关系，选择正向撕裂内膜所需球囊的直径，使用合适的球囊于最佳扩张部位行反向 CART 技术，同时 IVUS 指导逆向导丝进入近段血管真腔。
- 测量参考血管直径及病变长度，指导支架选择：
  - CTO 远端血管长期处于低灌注状态，造影可能显示为弥漫性病变且管腔较小，仅依靠造影结果定位支架较为困难。
  - CTO 病变进行球囊扩张后常造成明显的内膜撕裂，正向注射对比剂可加重内膜撕裂范围，需利用 IVUS 测量血管直径以指导支架的选择。

腔内影像在钙化病变中应用

- 冠脉造影识别钙化病变敏感性低，但是阳性预测值高；IVUS，特别是 OCT，可以对钙化进行识别、定位和定量；OCT 可以在一定程度穿透钙化，可以更好地评估钙化厚度。
- IVUS 对钙化病变可以依据钙化组织所占的象限进行半定量分析。IVUS 钙化分级：0 级为无钙化，1 级为 1°~90°，2 级为 91°~180°，3 级为 181°~270°，4 级为 271°~360°。由于后方的回声缺失，IVUS 并不能测量钙化的厚度。
- OCT 对钙化病变可以计算钙化的范围、厚度和长度进行评分；评分越高，支架膨胀不良率越高。

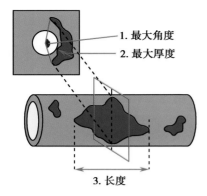

OCT-基本钙化指数评分		
1. 最大钙化角度（°）	≤90°　　　→	0分
	90°＜角度≤180° →	1分
	＞180°　　　→	2分
2. 最大钙化厚度（mm）	≤0.5mm　　→	0分
	＞0.5mm　　→	1分
3. 钙化长度（mm）	≤5.0mm　　→	0分
	＞5.0mm　　→	1分
评分	0~4分	

OCT 计算钙化范围

- IVUS 研究发现＞180°钙化病变更容易出现支架膨胀不良；OCT 研究发现范围＞180°、最大厚度＞0.5mm，和长度＞5mm 的钙化病变和支架膨胀不良相关。
- 预处理后腔内影像发现钙化断裂的病变支架膨胀效果更好。

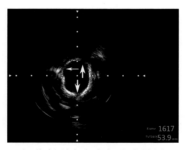

钙化断裂病变支架膨胀效果

冠状动脉非阻塞性心肌梗死

- 冠状动脉非阻塞性心肌梗死（myocardial infarction with non-obstructed coronary arteries，MINOCA）：具体原因包括造影不能发现的冠脉斑块破裂、痉挛、栓塞、自发夹层、Takosubo 综合征及心肌炎。对于造影下没有发现明确的罪犯病变的 ACS 患者，建议进行腔内影像检查明确原因。
- 在女性 MINOCA 患者中进行 IVUS 检查研究发现，在其中 38% 患者中均发现了斑块破裂。

IVUS、OCT 腔内影像指导 PCI 的优缺点

IVUS	OCT
优点	**优点**
丰富的临床经验,应用于临床近 30 年	分辨率为 IVUS 的 10 倍,可以发现 IVUS 不能发现的细微特点(IVUS 分辨率以下的小边缘夹层、支架梁内膜覆盖、贴壁不良)
绝大多数病变不需要预扩张就可以进行	更好地识别组织特性(钙化)
可以穿透到外膜,因此可以测量真正的血管大小	血栓识别更适合
大量的关于操作流程和临床预后的研究数据支持	图像更加清晰,容易解读
IVUS 发现预测支架再狭窄	OCT 发现可以预测支架再狭窄和支架血栓
更好地指导 CTO 病变介入(如导丝重新进入真腔)	快速回测和自动分析(如准确地管腔轮廓)使应用更方便
缺点	**缺点**
图像解读困难	需要额外的造影剂
分辨组织性质局限	为了获得清晰图像,必须冲洗管腔血液
血栓识别具有挑战性	可能需要预扩张,保证血液能从管腔冲洗
不能评估支架梁内膜覆盖(分辨率低)	穿透性有限
评估支架贴壁不良具有局限性	与 IVUS 相比,OCT 指导相对于造影指导对照研究有临床意义的研究数据有限
纵轴面分辨率低	

- 在严重狭窄或扭曲的血管做影像检查时注意可能造成血管血流堵塞。
- 如果造影下存在假腔,OCT 检查由于需要注射造影剂会造成夹层加重;存在夹层时,特别在血管近端夹层可能累及外膜,造成血管直径的明显增大时,由于 OCT 扫描范围小,不能显影整个管腔。
- IVUS 分辨率低,可能不能识别内膜破裂,在识别壁内血肿和内膜片方面 OCT 更有优势。

第二章
PCI 常见复杂病变应对技巧

腔内影像技术在分叉病变中应用

- 分别从主支和分支进行图像采集。
- 应关注分叉处主支斑块负荷及分布,对预判分支闭塞有指导意义;分叉处斑块负荷越重,嵴移位的可能性越大,主干支架后边支闭塞的风险也越高。
- 分支血管开口斑块负荷与性质判断,以及是否存在负性重构,分支血管开口如果为负性重构或少量斑块,不考虑双支架术式。
- 可以观察导丝的走行,可指导导丝重新进入的位置及明确其与嵴部的关系。
- 在分叉近远端血管直径不匹配的情况下,IVUS 可以观察导丝是否走行于血管壁与支架梁之间,并指导支架近段优化扩张(POT)技术时球囊直径的选择。
- 在支架植入后,除评估支架膨胀、贴壁、组织脱垂及支架边缘夹层状况外,还应观察分叉部位支架的覆盖、支架梁重叠及支架是否变形等情况,并指导对吻扩张。
- IVUS 超声检查发现在主支支架后边支开口狭窄有两种可能原因:
  - ◆ 斑块移位。
  - ◆ 分叉嵴的移位。

左主干分叉病变评估

- 很多 RCTs 研究证实左主干病变中造影评价和 IVUS/FFR 评价间存在严重不匹配现象,特别在临界左主干病变;强烈推荐在 LM 病变介入治疗时应用 IVUS/FFR。
- IVUS 研究发现 LM-MLA>6mm^2 时可以延迟干预;有研究发现 IVUS 下 MLA<4.5mm^2 和 FFR<0.8 具有良好的相关性。
- 一般认为 LM 病变介入治疗的 FFR 界值为 ≤ 0.8;FFR 在 0.75~0.8 时,建议重复测量或进行 IVUS 等影像学检查评估;测量 FFR 时注意避免压力嵌顿。

- 一些研究显示 OCT 可以指导 LM 分叉病变介入治疗。

左主干分叉病变介入治疗策略

- 如果分支血管直径>2.5mm，病变长度>10mm 时，考虑采取双支架术式。
- 在 LCX 病变距开口>5mm、MLA>4.0mm^2、斑块负荷<50% 或发育细小的情况下宜选择单支架术。
- 指引导管的选择：6F 指引导管可以进行分步双支架术，包括 DK-CRUSH 术式；7F 或 8F 指引导管，可以进行任何需要的操作。
- 指引导丝：应用双导丝，分别进入主支和边支，送入顺序由术者决定，注意避免导丝缠绕。
- 球囊选择：对于钙化病变可以考虑选择切割球囊或聚力球囊；当采取双球囊技术时注意主支血管尺寸是否可以容纳 2 个球囊。
- 支架选择：避免选择闭环支架；主支支架根据主支远端参考血管直径选择支架大小，主支近端血管支架贴壁不良则依靠 POT 技术。
- 近端优化技术（POT）：应用短的球囊在分叉嵴近端扩张分叉主干，使主干支架充分贴壁，在进行 POT 后使边支网眼增大，分支导丝送入及球囊送入更加容易。
- 对吻球囊扩张（KBI）：在分叉病变双支架术或单支架术后边支狭窄>75% 或 TIMI 血流<3 级时应用 KBI 技术，应用非顺应性球囊分别扩张边支开口、主支开口后，在低压力同时扩张边支和主支球囊完成 KBI 技术。
- 穿主支支架网眼：主支支架后重新送入边支导丝涉及穿主支支架网眼，在单支架术中建议导丝从远端网眼穿过，在 DK-CRUSH 术中建议从中间网眼通过。
- 退出挤压导丝：注意避免在撤出挤压导丝时造成指引导管拉近造成近端血管损伤或支架纵向挤压，在透视下撤出导丝，同时注意指引导管，必要时同时回撤指引导管，避免在多层支架间或者在重度钙化病变处挤压导丝。
- 最后球囊对吻扩张（FKB）：在双支架术时是必需的。
- 血流动力学支持：不是必需的，但是如果有血流动力学不稳定或 LVEF 严重受损时可以考虑应用。
- IVUS 在 LM 支架术后评价：回旋支开口、前降支开口、分叉处、左主干处 MLA 至少需要分别达到 5、6、7、8mm^2。

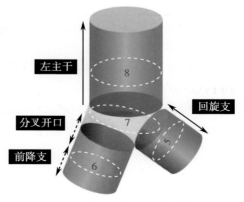

IVUS 在 LM 支架术后评价

SZABO支架术式：用于开口病变，精确定位

1. 分别送入2个导丝到达分叉2个分支血管。
2. 预扩张开口病变。

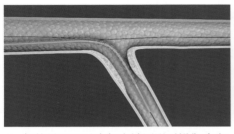 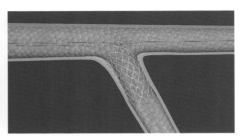

3. 保护导丝通过支架末端网眼后沿靶病变　　　4. 释放支架后重复造影
   血管导丝送入支架到达病变处

● Szabo术式最好在腔内影像技术指导下进行，影像确认主支没有病变，特别是脂质斑块，以防开口支架近端损伤主支斑块，增加后期再狭窄等不良事件。

● 支架完全送出指引导管后，不要轻易回撤支架，容易出现支架脱载；如果支架推送困难，必要时可以退出主支导丝，改变术式。

● 操作复杂，限于经验丰富的术者。

Provisional stent技术

1. 分别送入2个导丝到达分叉2分支远端。

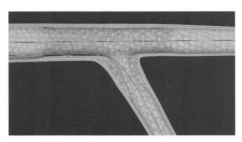

2. 预扩张病变后在主支植入支架；支架尺寸根据主支远端分支直径选择，近端进行POT

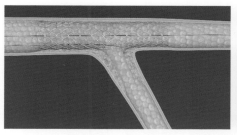

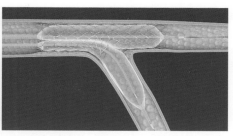

3. 支架后如果分支开口严重狭窄,血流缓慢或相应 ECG 改变,需要进行扩张时,在完成POT 后交换分支导丝

4. 先用球囊扩张边支开口处支架网眼后,同时进入球囊完成对吻扩张必要时分支植入支架

Provisional T stent 技术

1. 分别送入 2 个导丝到达分叉 2 分支远端。
2. 分别进行预扩张。
3. 重复造影边支开口狭窄明显时,可以进行 provisional T 支架术。

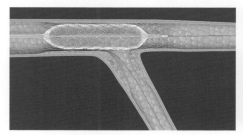

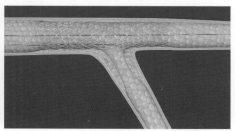

4. 先植入主支支架,完成 POT

5. 交换分支导丝,最好经过远端网眼通过

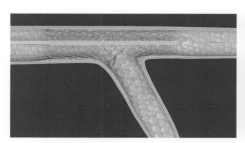

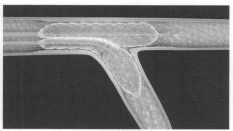

6. 扩张分支开口后送入分支支架,主支预置1 球囊后释放分支支架,覆盖分支开口;扩张预置的主支球囊

7. 最后完成 FKB

T stent 技术

1. 分别送入 2 个导丝到达分叉 2 分支远端；分别进行预扩张。
2. 分别进行预扩张。
3. 送入主支支架释放。

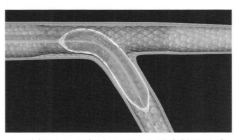

4. 重新送入边支导丝后送入球囊扩张边支
开口支架网眼

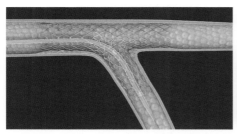

5. 沿边支导丝送入边支支架释放

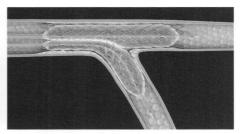

6. 最后分别送入合适的后扩张球囊到达
2 分支后完成 FKB

Modified T-stent 技术

1. 分别送入 2 个导丝到达 2 分支远端。
2. 分别进行预扩张。

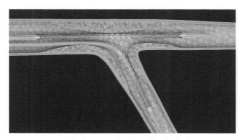

3. 同时送入主支和分支支架

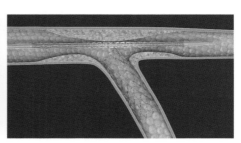

4. 释放边支支架

5. 退出边支支架球囊和导丝后释放主支支架。

6. 完成 POT 后重新送入边支导丝。

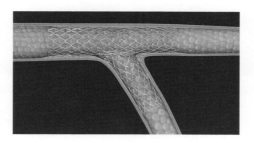

7. 完成 FKB

TAP stent 技术（T-stent and Protrusion technique）

1. 分别送入 2 个导丝到达分叉 2 分支远端。

2. 分别进行预扩张。

3. 送入主支支架释放。

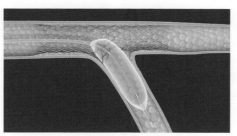

4. 重新送入边支导丝后送入球囊扩张边支
开口支架网眼

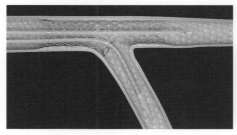

5. 在主支支架内植入球囊同时送入边支支
架，边支支架和边支开口近端对齐，边支支
架在靠近分叉嵴处稍微突入主支

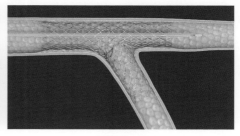

6. 释放边支支架

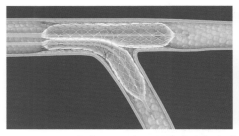 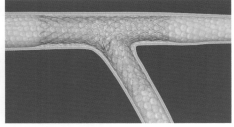

7. 完成 FKB,突入的分支支架在分叉嵴处形成单层支架形成的小的嵴

Reverse TAP stent 技术

1. 分别送入 2 个导丝到达分叉 2 分支远端;分别进行预扩张。
2. 分别进行预扩张。

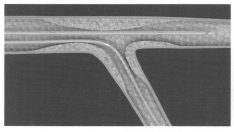 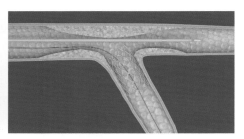

3. 在主支内植入球囊同时送入边支支架,边支支架和边支开口近端对齐,边支支架在靠近分叉嵴处稍微突入主支

4. 释放边支支架

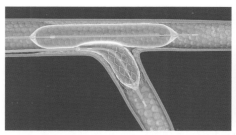 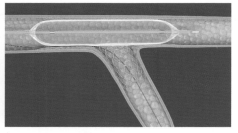

5. 退出边支支架球囊少许和主支保留的球囊进行首次对吻扩张

6. 退出边支球囊后再扩张主支球囊

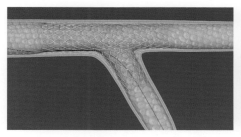

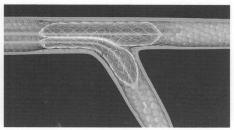

7. 送入主支支架并释放,挤压边支导丝

8. 送入边支导丝后送入球囊完成第二次对吻扩张

Crush 和 mini-Crush stent 技术

1. 分别送入 2 个导丝到达分叉 2 分支远端。
2. 分别进行预扩张。
3. 完成 POT。

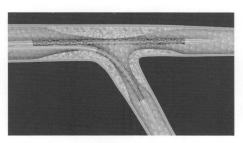

4. 送入 2 支架分别到达分叉 2 分支,分支支架近端进入主支主干 3~5mm,主支支架完全覆盖分叉病变,并覆盖分支支架(分支支架进入主支 2~3mm 为 mini-Crush)

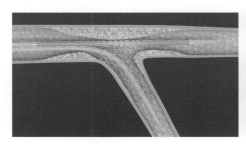

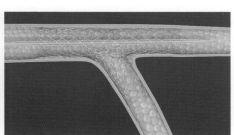

5. 先释放分支支架

6. 退出分支支架球囊和导丝后释放主支支架

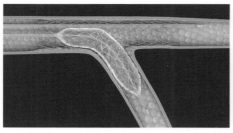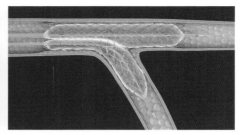

7. 穿过主支支架网眼,重新送入分支导丝扩张边支开口支架网眼后送入后扩张球囊完成 KBI

Step-Crush stent 技术 /Modified or Sequential Crushstent 技术

1. 分别送入 2 个导丝到达分叉 2 分支远端。
2. 分别进行预扩张。

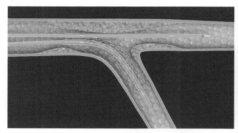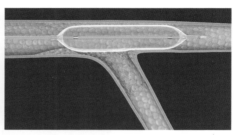

3. 送入分支支架,主支预置球囊近端超过支架近端 1~2mm,并释放分支支架

4. 在造影确认支架远端没有夹层后退出分支支架球囊和导丝后,充盈预置主支球囊,挤压分支支架进入主支部分

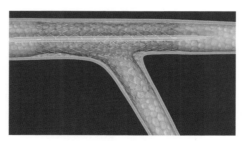

5. 送入主支支架并释放,完成近端 POT

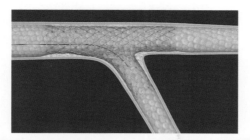

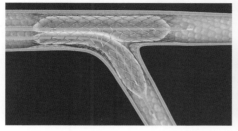

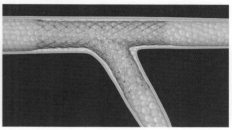

6. 重新送入分支导丝,完成 FKB

Inverted Crush stent 技术

1. 分别送入 2 个导丝到达分叉 2 分支远端。
2. 分别进行预扩张。

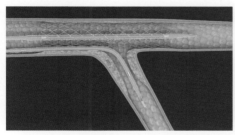

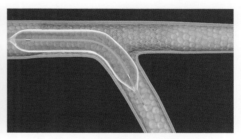

3. 先送入主支支架;边支送入球囊,球囊近端超出主支支架近端 1~2mm;释放主支支架

4. 在造影确认支架远端没有夹层后退出主支支架球囊和导丝后,充盈预置边支球囊,挤压主支支架进入主支部分

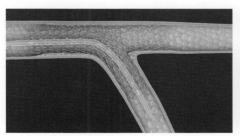

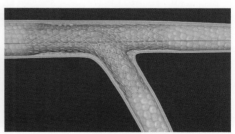

5. 送入边支支架并释放,完成近端 POT

6. 通过边支支架网眼重新送入主支导丝到达主支远端

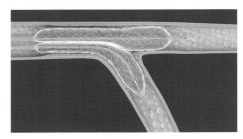

7. 完成 FKB

Reverse Crush stent 技术

1. 分别送入 2 个导丝到达分叉 2 分支远端。
2. 分别进行预扩张。
3. 重新送入边支导丝,球囊扩张边支开口主支支架网眼。

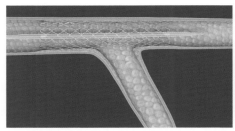

4. 先送入主支支架并释放

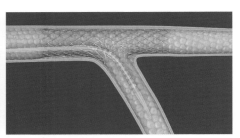

5. 送入边支支架,支架近端部分进入主支内

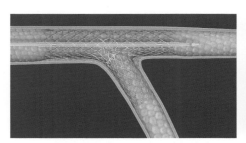

6. 主支内保留球囊同时释放边支支架

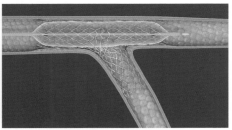

7. 重复造影边支远端没有夹层后退出边支支架球囊和导丝后扩张主支球囊,将进入主支内边支支架挤压在主支支架内

8. 重新送入边支导丝后完成 KBI。

DK-Crush stent 技术

1. 分别送入 2 个导丝到达分叉 2 分支远端。
2. 分别进行预扩张。

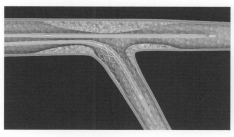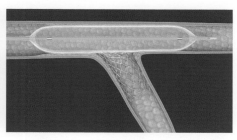

3. 送入边支支架部分进入主支；主支送入球囊，球囊近端超出边支支架近端 1~2mm；释放边支支架

4. 在造影确认支架远端没有夹层后退出边支支架球囊和导丝后，充盈预置主支球囊，挤压边支支架进入主支部分

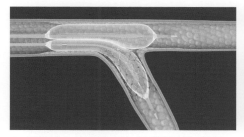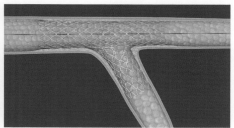

5. 重新送入导丝进入边支到达远端，进行一次 KBI

6. 送入主支支架并释放，完成近端 POT

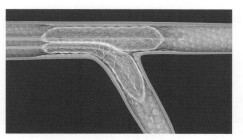

7. 重新送入边支导丝，完成第二次 KBI

Culotte stent 技术

1. 分别送入 2 个导丝到达分叉 2 分支远端。
2. 分别进行预扩张。

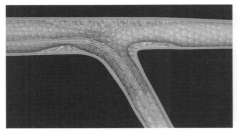

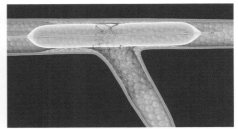

3. 先送入角度大的分支支架并释放

4. 确认支架远端没有夹层后退出导丝穿过支架网眼送入另一分支,并送入球囊扩张支架网眼

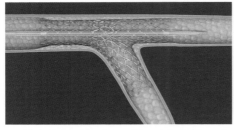

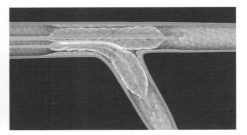

5. 扩张支架网眼后送入另一支架释放,2支架近端,尽量少重叠

6. 再次穿网眼送入导丝后完成FKB

V stent 技术（由于再狭窄问题，不推荐）

1. 分别送入 2 个导丝到达分叉 2 分支远端。
2. 分别进行预扩张。

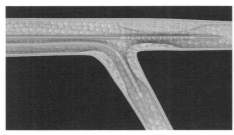

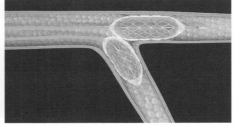

3. 送入 2 支架分别送入分叉 2 分支,2 支架精确定位在 2 分支开口

4. 释放支架,可以同时释放 2 支架,或者依次释放 2 支架后再低压力同时充盈支架球囊

Simutaneous Kissing stent 技术（由于再狭窄问题，不推荐）

1. 分别送入 2 个导丝到达分叉 2 分支远端。
2. 分别进行预扩张。

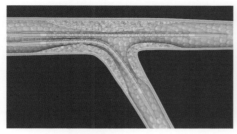 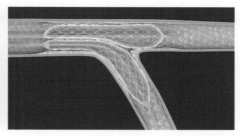

3. 送入 2 支架分别送入分叉 2 分支，2 支架
   稍微重叠

4. 释放支架，可以同时释放 2 支架，或者依次
   释放 2 支架后再低压力同时充盈支架球囊

Y stent 技术（由于再狭窄问题，不推荐）

1. 分别送入 2 个导丝到达分叉 2 分支远端。
2. 分别进行预扩张。

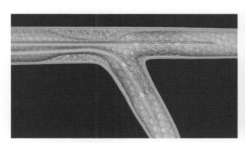 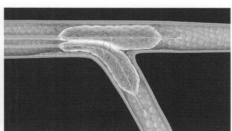

3. 送入 2 支架分别送入分叉 2 分支，2 支架
   近端定位在分支开口并释放

4. 送入另一支架到主支主干释放，并对吻扩张

第三章
PCI 腔内影像学
实战应用

第一节　腔内影像在 ACS 中的应用

病例 1　OCT 指导急性下壁心肌梗死治疗策略制定

【基本情况】

79 岁,女性。

[主诉]反复心悸、胸闷 10 余年,胸痛 2 小时。

[现病史]10 年前劳累后出现心悸、胸闷、气短,就诊于当地医院,考虑冠心病,服用阿司匹林、酒石酸美托洛尔片,症状间断发作。4 月 8 日晚餐后出现胸骨后胀痛,向后背部放散,伴有头痛、心悸、气短、出汗,症状持续不缓解,约 1 小时后呼叫 120 就诊于笔者医院急诊,心电图提示窦性心律、下壁导联 ST 段抬高,考虑急性下壁心肌梗死。

[CHD 危险因素]高血压 10 年,血压最高 170/90mmHg,口服硝苯地平控释片,血压控制良好,否认糖尿病等病史,否认吸烟,BMI 23.4kg/m^2。

[入院诊断]冠心病、急性下壁心肌梗死 Killip Ⅰ 级;高血压病。

心脏超声提示 EF45%,左室大小 50/40mm,未见室壁运动异常。

TNT 最高到 12.13μg/L。

【CAG 资料】

于发病 2 小时急诊造影:左冠脉血管未见严重狭窄,右冠第二转折处可见管壁不规则,钙化斑块,远段闭塞,可见血栓影。

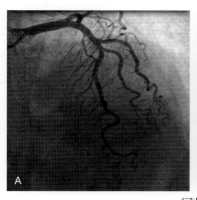
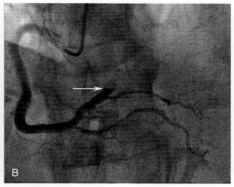

冠状动脉造影

A. 显示左冠血管未见明显狭窄；B. 显示右冠远端完全闭塞，箭头所指处
呈现杯口样改变

【治疗策略】

急诊心肌梗死，造影提示血管闭塞，最佳治疗为经导管行闭塞血管的开通，首先送入导丝后重复造影，如果仍然闭塞或大量血栓负荷则行血栓抽吸。

【急诊介入治疗】

6F XB-RCA 指引导管到达右冠，runthrough 指引导丝通过闭塞段到达右冠左室后支远端，应用抽吸导管反复抽吸，抽出 3 条长 0.5~1cm 的暗红色血栓，重复造影提示右冠通畅，原闭塞部位可见临界病变，未见严重狭窄，管壁光滑，血流 TIMI3 级。

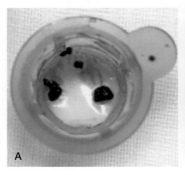
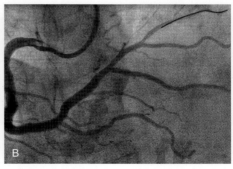

血栓抽吸后

A. 抽出的暗红色血栓；B. 重复造影显示右冠血管通畅，远端原闭塞以远可见轻
微斑块，管腔轻度狭窄

【问题】

抽吸血栓后造影显示原闭塞部位仅见管壁不规则,未见明显狭窄及夹层等,故考虑血栓栓塞是原发部位血栓形成? 该患者没有房颤、瓣膜病等体循环血栓栓塞的危险因素,故不太支持非冠脉来源的血栓栓塞。原发部位血栓形成的病理基础主要包括斑块破裂、斑块侵蚀和钙化结节。该患者从造影上未见斑块破裂的迹象,故决定行OCT检查明确发病基础。

【OCT影像】

提示右冠闭塞近远端可见纤维斑块,未见内膜破裂,距离闭塞部位近端4~5cm。

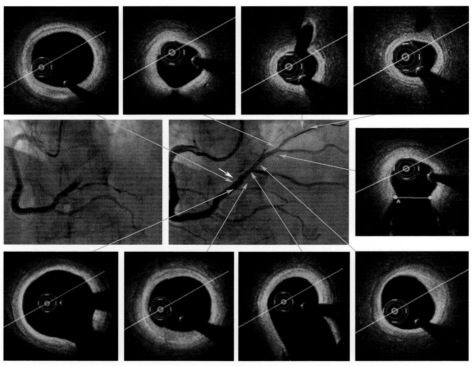

右冠原闭塞近远端至闭塞处OCT影像:可见轻度纤维斑块,内膜光滑

右冠第二转折处可见钙化斑块,表面糜烂、内膜破裂,但未见破裂后空腔样改变。由于斑块负荷轻,未进行进一步干预、返回病房继续抗栓等治疗。

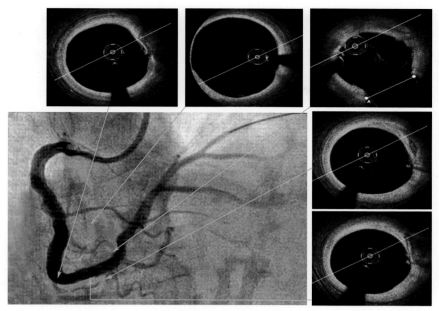

右冠第二转折处 OCT 影像：可见钙化斑块，表面可见内膜破裂，未见空腔，部分可见内膜表面黏附小血栓

【讨论】

老年女性，从病史、心电图改变诊断急性下壁心肌梗死明确，发病 6 小时内就诊，有急诊介入治疗的指征。急诊造影显示右冠近中段仅有轻微管壁不规则，第二转折后可见钙化斑块，未造成管腔的明显狭窄，远端完全闭塞，呈现典型的杯口状血栓影。从造影上判断考虑是远端斑块破裂或糜烂导致继发血栓形成。治疗上首先进行血栓抽吸，抽出血栓后重复造影，发现原闭塞段仅有轻度狭窄，斑块表面造影上看比较光滑。以往研究显示，冠状动脉粥样硬化斑块破裂、侵蚀及继发血栓形成是急性心肌梗死形成的主要发病机制，且大多数情况下血栓附着在破裂或侵蚀斑块表面。在该患者血栓是哪里来的呢？是否是斑块表面的糜烂继发血栓形成？进行 OCT 检查远端原血栓闭塞处可见纤维斑块，内膜光滑，未见糜烂或斑块破裂，也不是薄纤维帽斑块，因此血栓考虑是由其他位置脱落至此处的，即血栓栓塞引起的心肌梗死。既往也有相关报道，在合并有瓣膜病、先天性心脏病、血小板增多症、房颤等患者中心房或瓣膜表面血栓或赘生物脱落至冠状动脉导致心肌梗死。该患者为老年女性，但没有房颤、瓣膜病、先天性心脏病等血栓的高危因素，不能解释血栓的来源。继续应用 OCT 向近端查看血管壁情况，发现距离血栓约 5cm 近端造影上第二转折后可见外膜钙化的部位处可见内膜破裂，但没有内膜下空腔，附近可见表面糜烂，管腔面积其他部位未见明显异常，考虑此处形成的血栓脱落至远端。在

急性心肌梗死患者中,应用 OCT 影像指导可以明确斑块性质及管腔情况,在部分患者可以选择保守治疗。在该患者中应用 OCT 检查技术明确了血栓来源及罪犯病变,并指导了治疗策略的选择,再一次证实了腔内影像技术特别是 OCT 技术在急性冠脉综合征中的作用。

（金琴花　陈韵岱）

病例2 冠状动脉造影融合 OCT 指导复杂弥漫冠状动脉病变策略选择

【基本情况】

男性,60 岁。

[主诉] 间断胸闷 16 年,伴咽喉部烧灼感 7 天。

[现病史]

此次入院前已经总计植入支架 9 枚:

(1)患者于 2003 年前后始间断劳累后心前区疼痛,以后上述症状间断出现,于 2006 年 12 月在阜外医院诊断"陈旧性前壁、下壁心肌梗死",在 LAD 放入 1 枚支架,LCX 未处理。

(2)2007 年 1 月入笔者医院治疗,在 LCX 放入支架 2 枚术后口服药,但劳累后仍有症状,并于 2007 年 5 月再入笔者医院在 LAD 放入支架 3 枚。

(3)2011 年 1 月症状再次发生,入笔者医院在 RCA 近中段植入支架 1 枚,LCX 植入支架 1 枚。

(4)2015 年来笔者医院复查,再在 RCA 远段植入支架 1 枚,术后间断出现症状。

(5)2019 年 1 月 1 日饮酒后出现咽喉部烧灼感,伴胸骨后疼痛 2019 年 11 月 8 日入院。

[入院诊断]

(1)冠状动脉粥样硬化心脏病,不稳定型心绞痛,陈旧性下壁心肌梗死,冠状动脉支架植入术后。

(2)高血压病 2 级,很高危。

(3)2 型糖尿病。

[冠心病危险因素]

(1)既往高血压病 20 年,基本控制。

(2)糖尿病病史 4 年,血糖控制尚可(全血糖化血红蛋白测定 7.0%)。

(3)饮酒史 30 年,250ml/d,未戒酒。

超声心动图:心室整体运动功能尚可,LVEF 69%。

心电图:

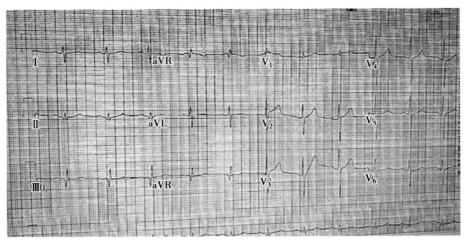

窦性心律,下壁心肌梗死(Ⅱ、Ⅲ、aVF 导联可见病理性 Q 波)

血液学检查:总胆固醇 4.0mmol/L,低密度脂蛋白胆固醇 2.64mmol/L,葡萄糖 6.04mmol/L。

[治疗方案]

抗血小板:

　　阿司匹林肠溶片:0.1g,口服,1 次 /d。

　　替格瑞洛片:90mg,口服,2 次 /d。

降脂:

　　瑞舒伐他汀钙片:10mg,口服,1 次 / 晚。

　　依折麦布片:10mg,口服,1 次 /d。

扩冠:

　　单硝酸异山梨酯缓释片:40mg,口服,1 次 /d。

降压治疗:

　　非洛地平缓释片:5mg,口服,1 次 /d。

　　富马酸比索洛尔:5mg,口服,1 次 /d。

降糖治疗:

　　诺和灵 30R:16U,皮下注射,2 次 /d。

【基础造影】

2019 年 11 月 12 日基础造影示冠脉供血右优势型。

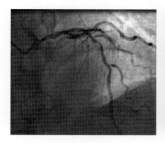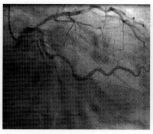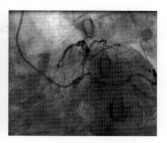

左冠造影提示左主干末端存在 50% 狭窄,前降支开口 - 近段 80%~90% 弥漫性狭窄,回旋支
开口 - 近段 80% 节段性狭窄,回旋支中段 100% 完全闭塞

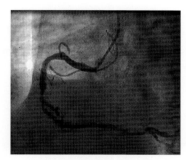

右冠造影示右冠近中段 90% 弥
漫性狭窄,右冠远段 95% 节段性
狭窄

【手术实录】

既往先后植入支架 9 枚,本次入院前再发严重的心绞痛症状,冠脉造影提示左主干加三支严重病变,右冠状动脉远段、中段自身冠状动脉重度狭窄,左主干末端及前降支和回旋支支架内再狭窄,之前植入的 9 枚支架分布在前降支和回旋支,支架可视性不强,局部显影不清晰,定位不明确。

治疗原则首选外科冠状动脉旁路移植术,患者本人及家属拒绝外科手术,同时心脏外科会诊考虑支架植入数量多,冠状动脉搭桥手术血管选择存在困难,效果不佳。

反复评价、会诊及专家论证后,决定进行分次介入治疗,治疗策略上选择冠状动脉造影融合 OCT 技术,精准评估,精确定位,尽量采用介入无植入的策略,首先选择药物球囊。然而,病变部位涉及左主干前降支开口,右冠原发病变重度狭窄单纯药物球囊治疗风险大,临床效果不确切,因此决定先行 OCT

检查,明确病变部位及性质,指导临床策略。

首次治疗,选择操作相对简单、容易干预的右冠状动脉进行处理,希望通过实现右冠状动脉缺血的改善,为二次手术提供保障。

2019 年 11 月 14 日行右冠状动脉介入治疗。

1. 6F XBRCA 指引导管插入到右冠开口处,送入 Sion 导丝顺利通过右冠病变到达右冠左室后支远端。右冠状动脉造影,提示右冠原有植入支架显影不清晰,远端次全闭塞可见前降支支架影。

2. 行 OCT 检查评估病变性质。

3. 沿导丝送入预扩张 2.5mm × 15mm 球囊,14atm 进行多次扩张,造影显示狭窄减轻。

4. OCT 融合冠脉造影指导下,沿导丝先后送入 DES 3.0mm × 29mm 支架和 DES 4.0mm × 38mm 支架于右冠远段及中段病变,与原支架重叠 2~3mm,以 12~14atm 进行释放。

5. 沿导丝先后送入 NC 3.0mm × 12mm 球囊和 NC 3.5mm × 9mm 球囊以 16atm 后扩张远端支架,先后送入 NC 4.0mm × 12mm 球囊和 NC 4.5mm × 8mm 球囊以 14atm 后扩张近端支架,复查造影显示支架贴壁良好,无夹层,TIMI 血流 3 级。

【术中影像】

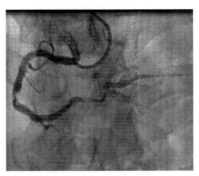

右冠头位造影,导丝通过病变到达
远段

【OCT 冠脉造影融合七步法精准指导 PCI 治疗】

第一步：查看斑块形态

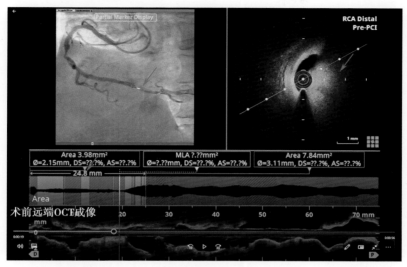

右冠远段原发弥漫性病变,纤维脂质斑块形成,纤维成分为主,最小管腔面积 0.82mm²,红色箭头提示右冠远段 OCT 成像的影像和在冠脉造影中的实时定位,同时可以精准测量病变远段到右冠远段支架的长度 24.8mm

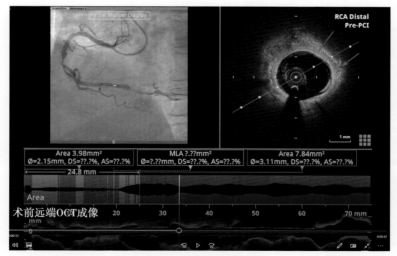

右冠远段,原支架内明显内膜增生,纤维斑块形成,支架远端管腔面积 7.84mm²,直径 3.11mm 提示原支架为 3.5mm 支架,红色箭头提示右冠远段支架内增生的纤维成分为主,可见增厚的内膜和隐藏在内膜深处的支架小梁

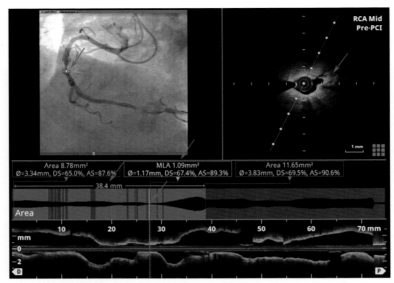

右冠中段原发弥漫性病变,纤维脂质斑块形成,最小管腔面积 1.09mm², 直径狭窄率 67.4%,面积狭窄率 89.3%,远段参考管腔面积 8.78mm², 参考直径 3.34mm,近段参考管腔面积 11.65mm², 参考直径 3.83mm,红色箭头提示右冠中段 OCT 成像的影像和在冠脉造影中的实时定位精准测量中段病变到原近段支架长度 38.4mm

第二步：选择正常参考节段

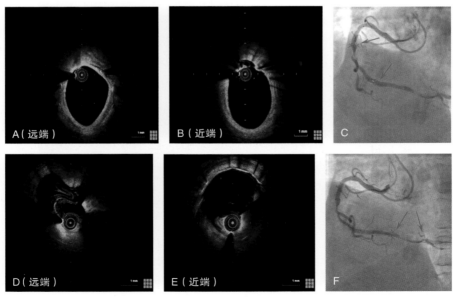

近中段支架 landing zone 分别为图 A（远端）、B 位置（近端），远段支架 landing zone 分别为图 D（远端）、E（近端）位置，图 C.F. 示 OCT 导管在融合冠脉造影影像中位置

第三步：决定支架尺寸

1. 近段支架远端参考图 A 处腔内直径 3.34mm，近端参考图 B 处腔内直径 3.83mm，AB 距离为 38.4mm，所以选择支架尺寸 4.0mm × 38mm。

2. 远段支架 D 处腔内直径 2.65mm，E 处为之前支架放置处，腔内直径为 3.07mm，DE 距离 28.4mm，所以选择支架尺寸 3.0mm × 29mm。

3. C、F 是近中段和远段支架落脚点在融合冠脉造影图上的实时对应的位置。

4. 沿导丝送入预扩张 2.5mm × 15mm 球囊顺利通过病变，分别对右冠远段和中段病变以 10~14atm 进行多次扩张。

第四步：OCT- 造影融合指导支架准确植入

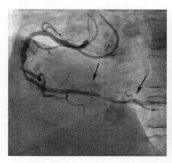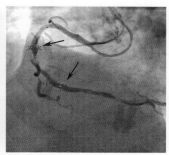

首先在 OCT 上选择远段支架的着陆点，选定后将自动标记为左上角造影图显示的标签，将左上角造影融合区块全屏放大，作为支架植入时的参考，指导支架精确定位释放，同理，完成近中段支架的着陆点选择和标定，之后精确释放

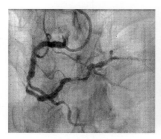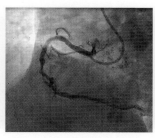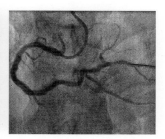

DES 3.0mm × 29mm 支架右冠远段病变，支架近段与原右冠远段支架串联释放

DES 4.0mm × 38mm 支架到达右冠中段，近段与原右冠近段之间串联，两端覆盖病变，以 12~14atm 进行释放

术后造影显示支架定位准确，TIMI 血流 3 级，无明显边缘夹层

第五、六步：评估支架扩张和识别贴壁不良，复查 OCT

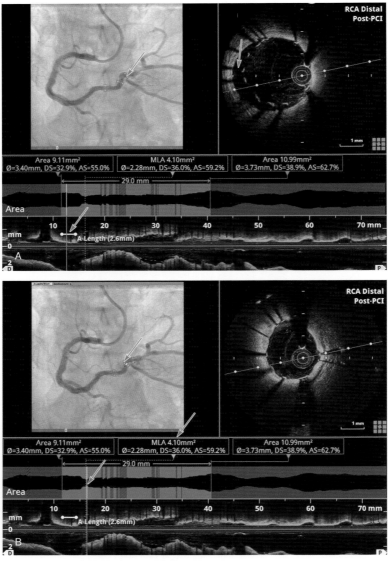

支架植入术后复查 OCT，远段支架：支架远端边缘贴壁不良，长度 2.6mm，支架内局部膨胀不良，最小管腔面积 4.10mm²，直径 2.28mm

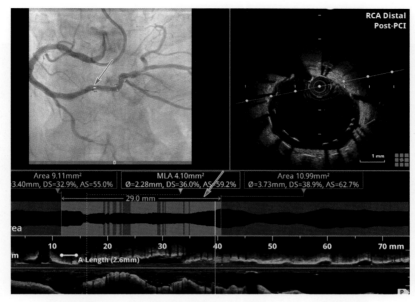

远段支架的近端与原支架连接处,长度约 2mm,双层支架结构
清晰可见,局部贴壁不良

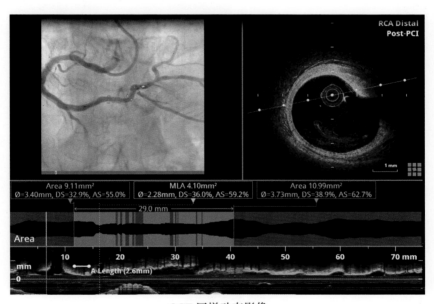

OCT 回撤动态影像

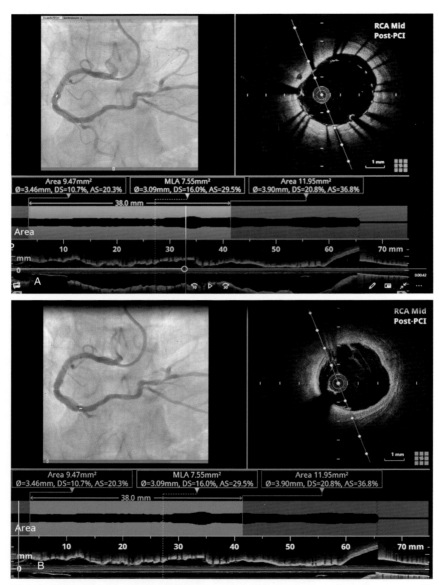

近中段支架贴壁良好,局部轻度膨胀不全,最小管腔面积7.55mm²,直径3.19mm,并存在轻度贴壁不良,远端参考管腔面积9.47mm²,直径3.46mm,近端参考管腔面积11.95mm²,直径3.90mm,支架近端与原支架连接

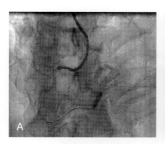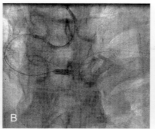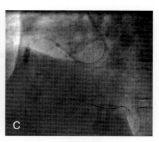

沿导丝先后送入 NC 3.0mm × 12mm 球囊和 NC 3.5mm × 9mm 球囊以 16atm 后扩张远段支架，先后送入 NC 4.0mm × 12mm 球囊和 NC 4.5mm × 8mm 球囊以 14atm 后扩张近段支架

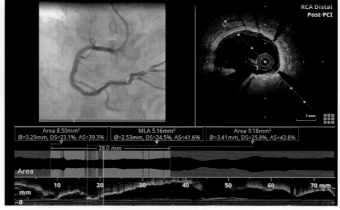

复查 OCT 远段支架：贴壁良好，未见明显破裂斑块、血栓形成，无明显夹层，有轻微组织脱垂，远段支架内最小管腔面积为 7.38mm²

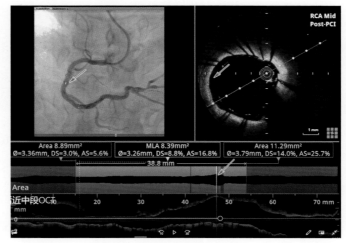

近中段支架：支架膨胀良好，整体贴壁良好，局部瘤样扩张处存在轻度贴壁不良

第七步：并发症确认

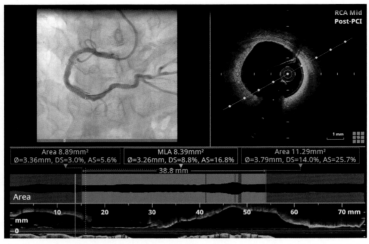

在用后扩张球囊处理后，复查 OCT，整体相比之前优化改善近中段支架膨胀良好，局部瘤样扩张处存在贴壁不良，近端支架内最小管腔面积为 8.39mm²。考虑到已经多次后扩处理，局部瘤样扩张处贴壁不良病变长度仅为 3mm，明显改善。OCT 识别植入的两枚支架远段边缘无夹层，近段与原有支架串联，重叠 2mm，结束本次手术

术后患者加强药物治疗，病情相对稳定，此时患者已经植入 11 枚支架，下一步，左冠面临的将是左主干分叉病变，前降支开口长病变和回旋支开口病变，给手术医生留下了悬念，再次植入第 12、13 枚支架？药物球囊治疗开口病变可行吗？OCT 是否会有新的发现？多次、多层支架，介入器械是否能够顺利通过？这都是我们面临的巨大挑战。2019 年 11 月 19 日行第二次介入治疗，本次介入治疗选择经股动脉 7F EBU 指引导管，加强支撑及器械通过性。

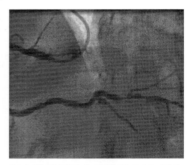

复查造影显示支架贴壁良好，无夹层，TIMI 血流 3 级，RCA 在 ACR OCT 指导下获得了令人满意的结果

【手术实录】

［前降支介入治疗］

1. 7F EBU3.75 指引导管插入到左冠脉开口处，将 Runthrough NS 导丝通过前降支病变到达远端，将 BMW 导丝送入钝缘支远段。

2. 沿 Runthrough NS 导丝依次送入预扩张 2.0mm×15mm 球囊、2.5mm×

15mm 球囊、NC 2.5mm×15mm 球囊、Cutting Balloon 2.5mm×15mm 球囊、Cutting Balloon 3.0mm×10mm 球囊以 12~16atm 对前降支病变处充分预扩张。

3. 依次送入 3.0mm×30mm 药物球囊、3.5mm×30mm 药物球囊,串联覆盖病变,近段突入左主干 2mm,以 10atm 持续扩张 90 秒对前降支扩张,复查造影显示无明显残余狭窄,无夹层,血流 TIMI 3 级。

［回旋支介入治疗］

1. 将 Fielder XT 导丝在 FINECROSS 微导管支撑下通过回旋支闭塞段至远段,微导管跟进,多体位照射,确认为真腔,交换为 BMW 工作导丝。

2. 沿 BMW 导丝依次送入预扩张 1.5mm× 15mm 球囊、2.0mm×15mm 球囊、2.5mm×15mm 球囊、NC 2.5mm×15mm 球囊、Cutting Balloon 2.5mm× 15mm 球囊、Cutting Balloon 3.0mm× 10mm 球囊、以 12~16atm 对回旋支病变处充分预扩张并行 PTC。

3. 复查造影显示狭窄明显减轻,血流 TIMI 3 级,结束手术。

【术中影像】

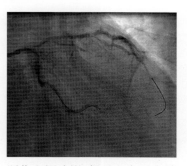

肝位左冠造影,提示左主干末端存在 50% 狭窄,前降支开口 - 近段 80%~90% 弥漫性狭窄,回旋支开口 - 近段 80% 节段性狭窄,回旋支中段 100% 完全闭塞

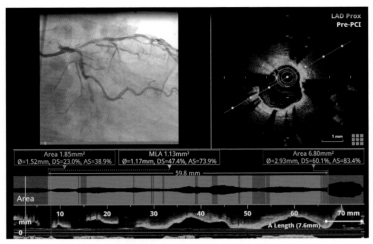

LAD 支架内以纤维为主的纤维脂质混合斑块，冠脉造影
融合 OCT 实时定位

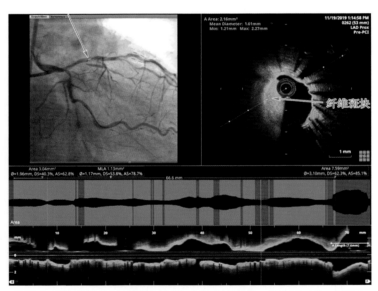

前降支近段支架内纤维增生明显，支架内再狭窄，斑块不对称，支架内
管腔面积 2.16mm^2

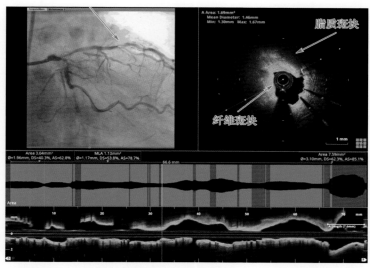

前降支中远段支架内病变典型的纤维脂质混合斑块，支架内管腔面积
1.69mm²

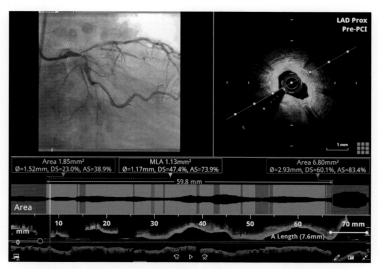

前降支远段支架内明显纤维增生，支架内管腔面积 1.58mm²

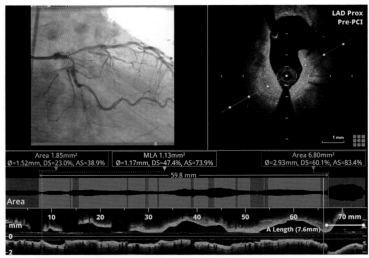

前降支开口提示支架内再狭窄,原有支架释放至前降支开口,没有伸入左主干(冠脉造影没有任何显影及提示),前降支开口距离左主干开口7.6mm 支架内再狭窄诊断明确病变长度 59.8mm,全部位于支架内

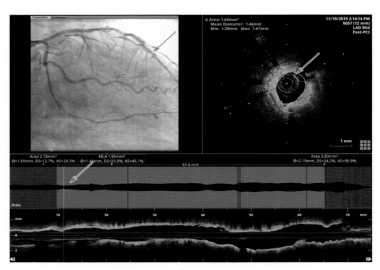

前降支中远段管腔面积 1.65mm²,均质性纤维增生为主,整体预扩良好,无明显夹层、组织脱垂等

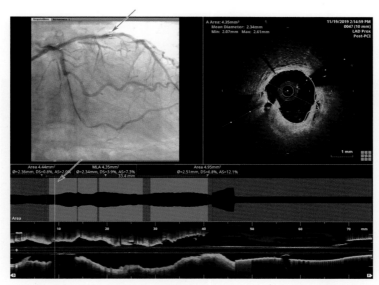

球囊扩张后,前降支近段最小管腔面积 4.35mm^2,前降支开口管腔面积 4.95mm^2,整体预扩充分,可见少量小夹层,无明显血栓及组织脱垂

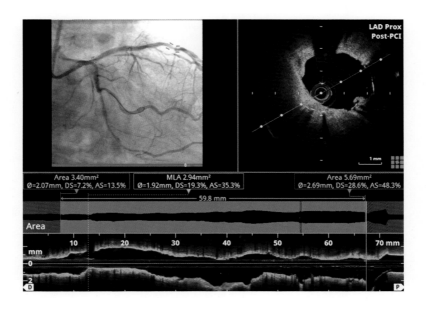

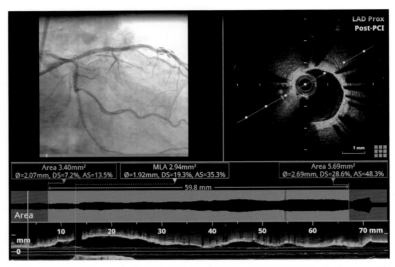

药物球囊扩张后,OCT 复查治疗效果,前降支未见明显夹层、血栓、组织脱垂,前降支开口管腔面积 5.69mm²

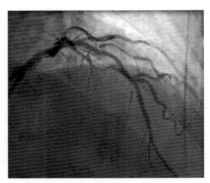

前降支血流通畅,无夹层,无明显残余狭窄,TIMI 血流 3 级

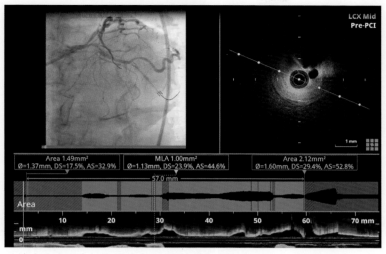

回旋支为全程支架内再狭窄,斑块性质主要为纤维斑块,病变长度 57mm,
最小管腔面积为 1.0mm²

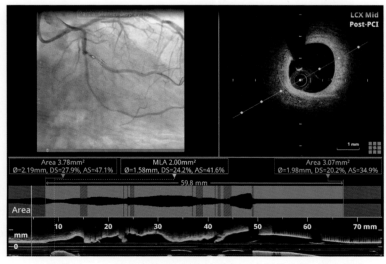

OM 段接近 LCX 处狭窄较重,斑块性质主要为纤维斑块,最小管腔
面积为 2.00mm²

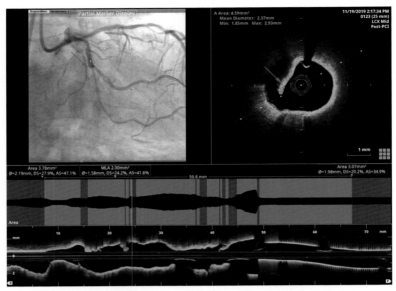

LCX 中端球囊扩张后,接近 OM 处支架内可见 B 型夹层,管腔面积 4.59mm^2

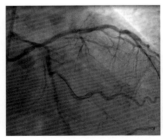

LCX 造影显示狭窄明显减轻, TIMI 血流 3 级

【手术要点分析】

1. 冠脉支架植入术后 16 年,9 枚支架植入术后,如何判断罪犯血管?

患者胸闷、间断胸闷 16 年,伴咽喉部烧灼感 7 天入院。患者合并多项危险因素,高血压、糖尿病病史多年,血压控制尚可,血糖控制欠佳。入院时查血脂未达标,LDL 2.64mmol/L。患者突出特点是饮酒 30 年,250ml/d,未戒酒,无节制。本次入院前胸痛症状加重,心电图未见动态改变。冠脉造影提示左主干三支病变,三支血管均存在严重狭窄,既往 9 枚支架,冠脉造影没有明确定位,左主干分叉部位未见支架影显影。患者心脏发作症状时,心电图未见明显动态缺血改变,因此,罪犯血管的判断存在困难。术者根据临床表现及冠脉影响特点,制定合理策略,分次干预。

2. 患者左右冠状动脉同时出现严重病变,治疗策略如何制定? 冠脉造影提示左主干分叉严重病变,应采取何种治疗术式?

患者既往多次 PCI 治疗,先后植入支架 9 枚,本次入院后再次冠脉造影提示右冠 2 处原发血管重度狭窄,左冠提示左主干分叉病变,病变处未见明确支架显影。治疗策略上首选冠状动脉搭桥术。然而,心脏外科会诊指出患者多处支架植入,冠脉搭桥血管选择困难,手术风险极高,预后差。患者本人和家属坚决拒绝外科手术。因此,冠脉介入治疗成为改善患者临床症状的唯一手段。危险因素的控制和管理及药物的强化治疗,我们术前进行了充分调整和优化,同时告知患者严格戒酒,改善生活习惯。

从冠脉造影的结果分析,患者右优势型冠脉,左冠血流 TIMI3 级,可见左冠到右冠的侧支先行右冠治疗,相对安全,右冠缺血改善后,再行左冠治疗,可以最大程度地降低手术风险。OCT 的应用,可以明确病变性质,指导治疗策略。对于多枚支架植入的患者,我们希望最大限度地减少支架的再次植入,病变条件允许的前提下,尽量通过药物球囊替代支架,减少植入物。OCT 评估后,右冠中段和远段为 2 处原发病变,中段病变血管参考直径 4.0mm,斑块性质以纤维脂质斑块为主,单纯药物球囊扩张,纤维组织弹性回缩会非常严重,容易伴有组织脱垂,治疗效果差,因此,在右冠的治疗中,我们选择了精确评估,精准定位的前提下,植入支架,既保证了有效的覆盖病变,又避免了支架过长,与之前的支架重叠过多或未连接的可能,实现优化治疗。

再次介入左主干分叉病变时,我们预先设计的方案是植入第 12、第 13 枚支架,而 OCT 融合冠脉造影的检查,为我们开启了"火眼金睛",看到了造影无法识别到的前降支开口和回旋支开口的原有支架,已经被严重增生的内膜深深地覆盖,并且内膜全部都是增生的纤维组织,因此即使是在左主干分叉这样关键的部位,在切割球囊充分预处理后,OCT 识别支架内仅有小夹层,无明显组织脱垂和大的夹层片脱落,无血栓形成,我们果断选择药物球囊治疗,既减少了植入物,又实现了临床的治疗效果,最终前降支开口 5.69mm^2 结果满意。

因此,本例患者的诊断和治疗中,冠脉造影融合 OCT 技术,真正实现了精准评估,精确定位,选择最佳的介入干预方法,可以最大程度地实现治疗的优化和患者的临床获益。

3. OCT 七步法的主要流程及特点,OCT 融合冠状动脉造影在支架内再狭窄病变的治疗中的指导作用有哪些?

OCT 七步法精准指导 PCI 治疗,是目前标准的治疗策略,按照七步法进行:①可以明确斑块性质,包括脂质、纤维、钙化斑块的评估,纤维帽的厚度,脂质核心的成分,纤维增生的厚度,病变的长度,钙化斑块的评分等,进而选择适合的干预方法。本例患者斑块性质全部以纤维增生为主,部分涉及脂质成分,因此斑块性质相对稳定,支架内切割球囊切割后,选择药物球囊扩张策略适合;

②选择合适的正常参考节段进行定位落脚,选择远段和近段相对正常的管腔进行定位,测量病变长度;③根据定位,病变的长度,决定支架的尺寸及大小;④指导支架精准定位,精确植入,减少病变覆盖不全和支架重合过多;⑤支架植入术后,可以准确评价支架扩张及膨胀情况,识别支架贴壁不良;⑥给予合理优化干预,达到最佳治疗效果;⑦最后检查支架植入边缘有无夹层,支架内有无支架内组织脱垂及血栓形成等并发症。作为冠脉介入治疗医生,OCT 可以提供充足的腔内影像信息,严格按照七步法流程进行,不要遗漏,实现治疗效果最优。

与传统的 OCT 检查相比,冠状动脉造影融合 OCT 具备以下优势:① OCT-ANGIO 融合技术能够精确识别 ISR 原因、分型对手术策略的选择有明显的优势;② OCT-ANGIO 可智能测量术前病变长度、病变性质,参考血管直径以及支架术后残余狭窄率;③ACR 可同时获取 OCT 和造影图像,提供同步丰富细节信息和准确的造影位置,省时省造影剂;④减少辐射暴露;对血管分支识别,病变、支架精确定位有很大的帮助。

（付振虹　陈练　陈韵岱）

病例 3　高龄急性下壁心肌梗死遇上三支血管重度钙化

【基本情况】

女性,88 岁。

[主诉]发作性胸闷 20 年,加重 6 小时。

[病史]患者 20 年前无明显诱因出现胸闷症状,不伴出汗,无胸痛、肩背痛、腹痛、恶心、呕吐、头昏,症状反复发作,就诊于当地医院,诊断为"冠心病",并给予"硝酸异山梨酯片、阿司匹林肠溶片、速效救心丸、瑞舒伐他汀片"等治疗后出现血小板减少,停用"阿司匹林肠溶片"间断有胸闷症状,含服"速效救心丸"后 1~3 分钟可缓解。入院前 6 小时无明显诱因出现腹泻、周身发冷,胸闷伴发汗,无胸痛、恶心、呕吐,自行口服"安宫牛黄丸"症状不缓解,呼 120 至笔者医院急诊,诊断为"急性下壁心肌梗死",行急诊冠脉造影示左主干局限性狭窄 50%,前降支近中段弥漫性狭窄 95%、远段弥漫性狭窄 90%,回旋支开口处局限性狭窄 90%,右冠近段闭塞 100%,右冠行 PTCA 治疗后收入心内科监护室。既往有高血压病史 20 年,血压最高 160/90mmHg,规律口服"硝苯地平缓释片"治疗,血压控制在 130/80mmHg,2 型糖尿病病史 40 年,规律皮下注射胰岛素降糖治疗,血糖控制尚可。

[入院诊断]①冠状动脉粥样硬化性心脏病,急性 ST 段抬高型心肌梗死,Killip 1 级;②高血压病 2 级(很高危);③2 型糖尿病。

冠心病危险因素:老龄,高血压,糖尿病。

超声心动图:右心偏大,升主动脉及主肺动脉内径不宽,房间隔及室间隔连续性好,左室下壁基底段变薄,运动减弱,左室整体收缩功能正常,左室射血分数 54%,各瓣膜形态结构正常,二尖瓣轻度反流,三尖瓣轻中度反流,TR V_{max}=1.7m/s,ΔP_{max}=12mmHg,未见心包积液。

[心电图]Ⅱ、Ⅲ、aVF 导联 ST 段抬高。

[入院后生化检查]肌钙蛋白 T 22.11ng/ml,肌酸激酶 2 383.1U/L,肌酸激酶同工酶 145.4ng/ml,脑利钠肽前体 4 236pg/ml,丙氨酸氨基转移酶 255.2U/L,天冬氨酸氨基转移酶 421.1U/L,葡萄糖 17.92mmol/L,甘油三酯 1.15mmol/L,高密度脂蛋白胆固醇 1.38mmol/L,低密度脂蛋白胆固醇 1.55mmol/L,血浆 D- 二聚体 8.52μg/ml,血红蛋白 108g/L,白细胞 13.05 × 10^9/L,血小板 139 × 10^9/L

[入院后用药]阿司匹林肠溶片 100mg 每日 1 次,硫酸氢氯吡格雷片 75mg 每日 1 次,瑞舒伐他汀钙片 10mg 每晚 1 次,雷贝拉唑肠溶片 10mg 每日 1 次,替普瑞酮 50mg 每日 3 次,门冬胰岛素注射液 8U 每日 3 次,重组甘精胰岛素注射液 8U 每晚 1 次,多烯磷脂酰胆碱胶囊 456mg 每日 3 次,马来酸依那普利叶酸片 10.8mg 每日 1 次,非洛地平缓释片 5mg 每日 1 次,酒石酸美托洛

尔片 12.5mg 每日 3 次。

【基础造影】

左主干体部钙化、局限性狭窄约 50%；前降支开口正常，近中段钙化、弥漫性狭窄约 95%，远段弥漫性狭窄约 90%，远端血流 TIMI 3 级；回旋支开口正常，近段可见钙化影开口处局限性狭窄约 90%，远端血流 TIMI 3 级；右冠开口正常，近段可见钙化影，近段 100% 闭塞，血流 TIMI 0 级。

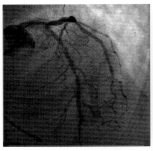 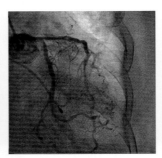 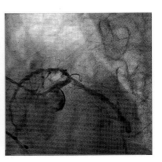

LAD 近中段重度钙化伴弥漫性管腔狭窄 95%，TIMI 3 级血流

LCX 全程重度钙化，开口重度管腔狭窄 90%，TIMI 3 级血流

LAD 开口重度管腔狭窄 90%，TIMI 3 级血流

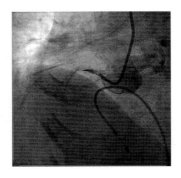

RCA 近段完全闭塞，TIMI 0 级血流

【第一次手术】

术前植入临时起搏器，XBRCA 指引导管送至达右冠开口，BMW 导丝送至右冠远端，复查造影示右冠显影，近段狭窄 90%，送 2.5mm×15mm 球囊至病变处，压力给予 16atm，未能扩张病变，换 2.5mm×12mm 球囊，以 16atm 压力扩张，复查造影残余狭窄 80%，考虑钙化较重，拟择期冠脉旋磨术辅助下 RCA 介入治疗。

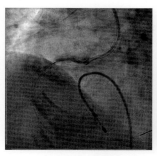

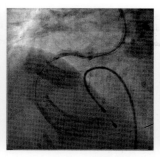

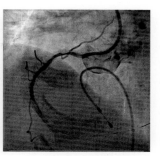

2.5mm×15mm 球囊预扩张
RCA 近段闭塞处病变

2.5mm×12mm 球囊预扩张
RCA 近段闭塞处病变

急诊 PCI 术后即刻效果

【第二次手术】

将 JR4.0 指引导管送至右冠开口,BMW 导丝通过右冠近段病变至右冠远端,用 FINECROSS 微导管交换旋磨导丝,选择 1.5mm 旋磨头对右冠开口至近段病变进行旋磨(150 000r/min×15~20 秒,2 次),以 2.5mm×20mm 球囊扩张右冠病变(压力 14~16atm×10 秒),球囊破裂,换用 2.5mm×15mm 球囊再次预扩张(16~18atm×10 秒),选择 2.75mm×23mm 药物涂层支架覆盖右冠病变(释放压力 10atm×10 秒),以 3.0mm×15mm 球囊后扩张上述支架(压力 18atm×10 秒),复查造影示右冠支架膨胀不全,再次以 3.0mm×15mm 球囊后扩张上述支架(压力 20atm×10 秒),多体位复查造影显示无血管夹层。

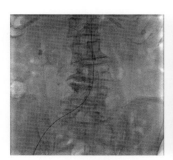

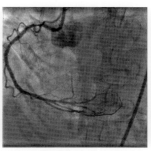

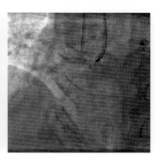

髂动脉 - 腹主动脉管壁弥漫
钙化

复查右冠造影,RCA 近段严
重钙化,管腔残余狭窄 70%

RCA 开口以及近段旋磨

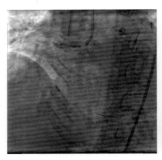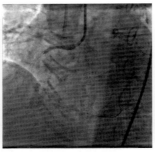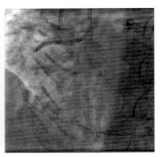

2.5mm×20mm 球囊预扩张　　2.75mm×23mm 药物洗脱支　　3.0mm×15mm 球囊后扩张
RCA 近段病变　　　　　　架覆盖 RCA 近段病变　　　　　RCA 近段支架

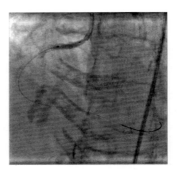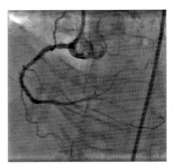

3.0mm×15mm 球囊后扩张　　　　　RCA 介入治疗最终结果
RCA 近段支架

【第三次手术】

将 7F EBU 3.5 指引导管送至左冠开口,BMW 导丝送至左前降支远端,尝试将 IVUS 导管通过左前降支近段病变不顺利,遂直接行左前降支旋磨,经 FINECROSS 微导管交换旋磨导丝,以 1.5mm 旋磨头 160 000r/min 行左前降支近中段旋磨,随后行左回旋支近段旋磨。将 BMW 导丝送入左前降支远端,runthrough 导丝送入左回旋支远端,以 2.5mm×20mm 球囊行左前降支近中段和左回旋支近段顺序预扩张(压力 12atm×10 秒),选择 2.75mm×33mm 药物涂层支架覆盖左前降支中段病变(压力 12atm×10 秒),以 mini-Crush 式式行左主干分叉病变介入治疗,选择 3.0mm×23mm 药物涂层支架覆盖左回旋支近段病变,选择 3.5mm×29mm 药物涂层支架覆盖左前降支近段和左主干病变(压力 12atm×10 秒),重新将 runthrough 导丝送入左回旋支远端,以 2.0mm×20mm 球囊扩张左回旋支开口(压力 12atm×10 秒),以 3.0mm×15mm 球囊扩张左回旋支支架[(12~16)atm×10 秒],以 3.5mm×15mm 球囊扩张左前降支支架[(12~16)atm×10 秒],并以 3.5mm×15mm 球囊和 3.0mm×15mm 球囊行对吻扩张(压力 10atm×10 秒),最后以 3.5mm×15mm 球囊进行左主干优化(压力 16atm×10 秒)。行血管内超声检查:左主干最小面积 8.58mm^2,左前降支开口处 6.93mm^2,左回旋支开口处面积 6.22mm^2。复查冠脉造影,未见明显残余狭窄和血管夹层。

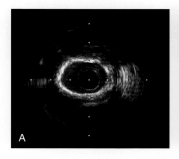
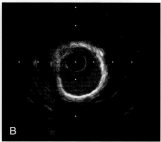

IVUS 检查评估 LCX 近段病变,均可见环形钙化

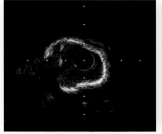
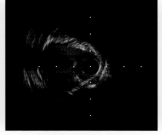
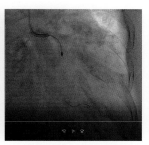

IVUS 检查评估 LCX 开口病变,最小管腔面积 2.04mm^2

IVUS 检查评估左主干病变,最小管腔面积 4.37mm^2

分别行 LAD 和 LCX 旋磨,1.5mm 旋磨头(160 000r/min×2 次)

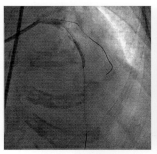
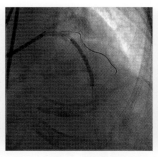
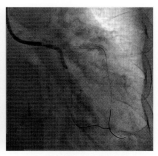

2.5mm×20mm 球囊预扩张 LAD 近中段病变

2.75mm×33mm 药物涂层支架覆盖左前降支中段病变

2.5mm×20mm 球囊预扩张 LCX 近段病变

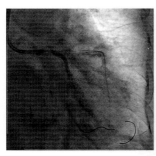

3.0mm×23mm 药物涂层支架覆盖左回旋支近段病变

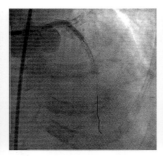

3.5mm×29mm 药物涂层支架覆盖左前降支近段和左主干病变

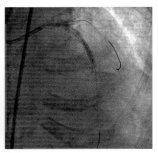

3.0mm×15mm 和 3.5mm×15mm 球囊后扩张 LM-LAD 支架

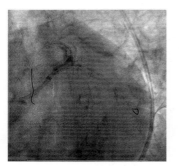

3.5mm×15mm 球囊和 3.0mm×15mm 球囊行对吻扩张

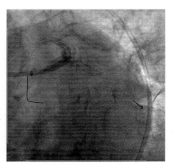

3.5mm×15mm 球囊进行左主干优化

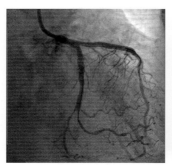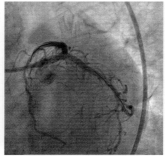

PCI 术后复查造影

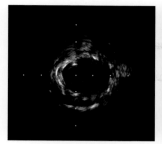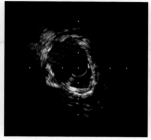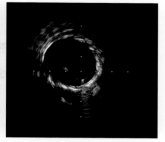

PCI 术后 IVUS 检查：LM 最小面积 8.58mm^2；LAD 开口处面积 6.93mm^2；
LCX 开口面积 6.22mm^2

【术后用药方案】

阿司匹林肠溶片 100mg 每日 1 次，硫酸氢氯吡格雷片 75mg 每日 1 次，瑞舒伐他汀钙片 10mg 每晚 1 次，雷贝拉唑肠溶片 10mg 每日 1 次，替普瑞酮 50mg 每日 3 次，门冬胰岛素注射液 10U 每日 3 次，重组甘精胰岛素注射液 8U 每晚 1 次，非洛地平缓释片 5mg 每日 1 次，琥珀酸美托洛尔缓释片 23.75mg 每日 1 次。

【手术要点分析】

1. 高龄急性 ST 段抬高型心肌梗死治疗策略选择　高龄急性 ST 段抬高型心肌梗死患者临床情况更为复杂，使得临床决策较为棘手：①外周血管迂曲、狭窄，导致血管入路选择困难，围术期血管并发症发生率高；②伴有多支血管病变，且钙化、迂曲病变更常见；③心源性休克、机械并发症发生风险更高；④高血栓风险和高出血风险并存。急性 ST 段抬高型心肌梗死首选心肌再灌注治疗，急诊 PCI 还是静脉溶栓？目前一致认为高龄不是急诊 PCI 的禁忌证，多项研究表明，在减少院内死亡和 30 天内死亡方面，急诊 PCI 明显优于静脉溶栓，且出血并发症发生率更低。本例患者为 88 岁高龄急性 ST 段抬高型心肌梗死，胸痛 6 小时来院，权衡利弊风险后选择了急诊 PCI 治疗，虽然因严重钙化病变未行支架植入术，但 PCI 术后即刻右冠恢复了 TIMI 3 级血流，患者胸痛症状缓解，择期分次行右冠和左冠介入治疗，术后缺血性胸痛症状缓解，近期随访状态良好。

2. 急性心肌梗死遇上严重钙化病变的处理策略　高龄 ACS 患者血管钙化病变常见，给介入治疗带来挑战。《冠状动脉钙化病变中国专家共识》强调，多数钙化病变用球囊以 <16atm 的压力即可展开，当球囊扩张压力达 16atm 未充分扩张病变时，不宜强行扩张，可行冠脉旋磨术治疗。本例患者拟急诊 PCI 治疗干预右冠，预扩张球囊压力 16atm 不能够使罪犯病变充分扩张，复查造影提示未见明显血管夹层，TIMI 3 级血流，因考虑急诊手术，遂结束手术，择期在右冠旋磨后成功行冠脉支架植入术。考虑患者高龄，分次干预三支血管病变。

3. 血管内超声指导严重左主干分叉钙化病变治疗策略　《冠状动脉钙化病变中国专家共识》推荐冠状动脉造影时见冠状动脉严重钙化病变者,推荐术中行血管内超声(IVUS)或光学相干断层成像(OCT)检查,评估钙化病变部位及范围并指导治疗。本例患者,冠脉造影提示左主干、前降支和回旋支均可见弥漫严重钙化,为了避免球囊扩张导致血管夹层、破裂等严重并发症,且涉及左主干分叉病变,首选 IVUS 评估病变由于前降支近段狭窄严重,IVUS 导管无法通过,回旋支 IVUS 检查提示血管弥漫钙化,部分节段为 360° 环形钙化,且涉及左主干分叉病变,如果不进行病变预处理,增加 PCI 术后支架内血栓和再狭窄风险术者通过术前 IVUS 检查评估病变,果断行冠状动脉旋磨数消蚀钙化斑块,顺利完成左主干分叉病变介入治疗,术后 IVUS 检查提示支架贴壁和膨胀良好,因此,有助于减少冠脉支架植入术后不良心血管事件发生。

(张然　王峙峰)

病例 4　IVUS 指导下的右冠开口处夹层中段完全闭塞急性心肌梗死介入治疗

【基本情况】

男性,79 岁。

[主诉]胸痛 1 天,加重 13 小时。

[病史]于 2019 年 9 月 13 日 8 时无明显诱因出现胸痛不适,无憋气、大汗,未予重视,20 时胸痛加重,伴轻度恶心,未呕吐,自服"止痛药"后胸痛持续未缓解,于 23 时 30 分就诊于当地医院,给予口服阿司匹林、氯吡格雷、阿托伐他汀,急诊造影示:冠脉呈均衡型分布,左主干开口见局部造影剂潴留,前降支中段节段性狭窄 80%~90%,回旋支近段局部可见龛影,远段及钝缘支开口局限性狭窄 50%~70%,右冠中段完全闭塞,行右冠 PCI 时,开口处线样造影剂充盈缺损,考虑夹层形成,远程会诊建议转至笔者医院进一步诊治。

[入院诊断]

1. 冠状动脉粥样硬化性心脏病:

(1)急性下壁 ST 段抬高型心肌梗死。

(2)心功能Ⅳ级。

2. 膀胱囊肿切除术后。

[冠心病危险因素]

1. 高龄,男性。

2. 否认高血压、糖尿病病史,否认吸烟史。

[超声心动图(术后床旁)]

1. 心室壁及室间隔厚度正常,室壁运动欠协调,以下壁、侧壁为著。

2. 三尖瓣可见中量反流,余瓣膜形态,运动正常。

3. 左室收缩功能(EF:45%)。

4. 心包腔内未见明显游离液体。

心电图(术后):窦性心律,下壁心肌梗死。

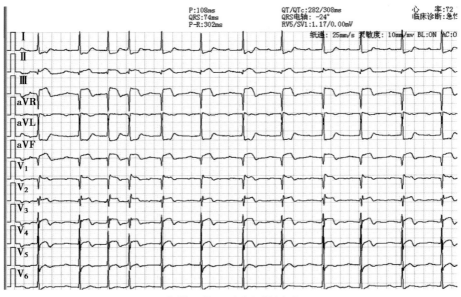

P:108ms　QT/QTc:282/308ms　心　率:72
QRS:74ms　QRS电轴：−24°　临床诊断:急性
P-R:302ms　RV5/SV1:1.17/0.00mV

纸速：25mm/s　灵敏度：10mm/mv　BL:ON　AC:0

窦性心律　下壁心肌梗死

[入院后生化检查]丙氨酸氨基转移酶80.5U/L，天冬氨酸氨基转移酶16.9U/L，总蛋白54.7g/L，肌钙蛋白T46.6ng/ml（正常参考<0.02ng/ml），肌酸激酶同工酶MB 500.0ng/ml（正常参考<4.99ng/ml），葡萄糖9.29mmol/L，尿素9.8mmol/L，肌酐128.4μmol/L，血清尿酸326.1μmol/L，总胆固醇2.88mmol/L，甘油三酯0.54mmol/L，高密度脂蛋白胆固醇0.77mmol/L，低密度脂蛋白胆固醇1.68mmol/L。

[入院后用药]

● 抗血小板：

阿司匹林肠溶片100mg，口服，1次/d。

替格瑞洛90mg，口服，2次/d。

● 降脂：

阿托伐他汀钙片20mg，口服，1次/晚。

● 保护胃黏膜：

注射用泮托拉唑40mg+0.9%氯化钠注射液100ml静滴。

【院前冠脉造影及 PCI】

2019 年 9 月 13 日图像。

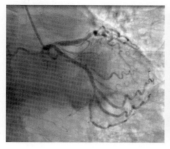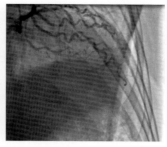

主干开口见局部造影剂潴留,前降支中段节段性狭窄 80%~90%,远段可见长 10mm 心肌桥,收缩期狭窄约 70%;回旋支近段局部可见龛影,远段及钝缘支开口局限性狭窄 50%~70%

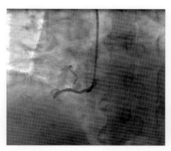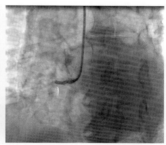

右冠开口处见线样夹层,第一转折后完全闭塞,指引导管到位后导丝前行至夹层内

【手术实录】

9 月 14 日 9:10 急救车转至笔者医院。

1. 当地冠脉造影时发现右锁骨下动脉严重迂曲,决定股动脉入路,1% 利多卡因局部浸润麻醉,成功穿刺右侧股动脉,植入 7F 动脉鞘管,根据 ACT 结果分次共给予肝素 10 000U。

2. 送 JR4.0 6F 指引导管到达主动脉根部并指向右冠开口,轻推造影剂显示到达右冠开口,GW1 Runthrough 多次尝试后到达右冠远段。

3. 沿 GW1 将微导管送至右冠远段,经微导管造影证实在真腔内。

4. 沿 GW1 送入预扩球囊 2.0mm × 20mm 以 12~18atm 预扩病变,轻推造影剂见前向血流恢复,送入 IVUS 检查示(见术中影像):RCA 中远

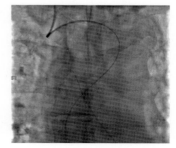

右锁骨下动脉严重迂曲

段弥漫性病变并可见血栓影,第一转折原闭塞处最小面积 2.16mm^2,面积狭窄 79%,RCA 开口处可见夹层。

5. 送入 stent1 2.75mm × 33mm 至中远段病变处,定位后以 12atm 扩张释放,再送入高压球囊 2.75mm × 15mm 以 18~22atm 后扩。

6. 送 GW2 Runthrough 导丝至主动脉窦底辅助冠脉口支架定位,送入 stent 2 3.5mm × 36mm 至近中段病变处,两支架相连,近端精确定位于 RCA 开口,以 16atm 扩张释放。

7. 造影示 RCA 近段无复流,送入高压球囊 3.5mm × 15mm 以 18~22atm 后扩 stent2,患者血压降至 60/30mmHg,心率降至 20 次 /min 左右,立即予以心外按压,肾上腺素 1mg 静推,多巴胺 5mg 静推后血压、心率逐渐恢复,微导管送至血管远段,分 3 次经微导管共给予硝普钠 600μg、硝酸甘油 200μg,依替巴肽 6ml 后造影示远段血流恢复。

8. 复查 IVUS(见术中影像)示 stent1 远端贴壁不良,中远段支架膨胀不良,再送入高压球囊 3.5mm × 15mm 以 18~22atm 后扩 stent1、stent2 及支架连接处。持续依替巴肽、多巴胺微量泵入。

9. 再次查 IVUS(见术中影像)示远段支架贴壁、膨胀良好,复查造影前向血流 TIMI1+,结束手术。

【术中影像】

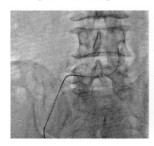
髂动脉迂曲

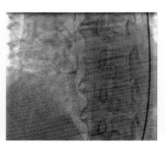
JR4.0 6F 指引导管到右冠开口,轻柔前行导丝,根据导丝形态及阻力调整导丝

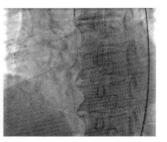
前行导丝至血管远段,整个过程未"冒烟造影"

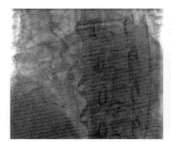

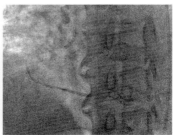

经微导管造影证实导丝在远段血管主支

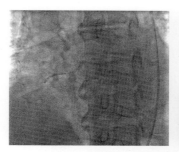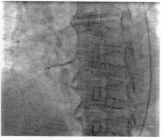

2.0mm × 20mm 球囊以 18atm 预扩张

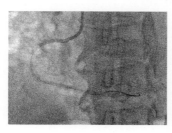

轻轻"冒烟"血管显影

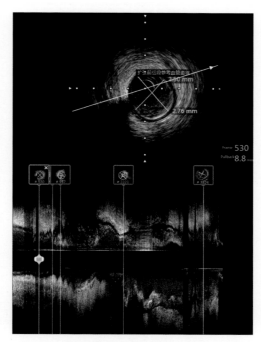

IVUS 显示扩张前远段管腔参考直径为 2.5mm

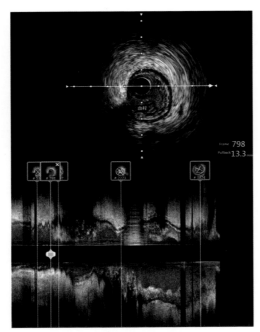

IVUS 显示远段可见血栓影

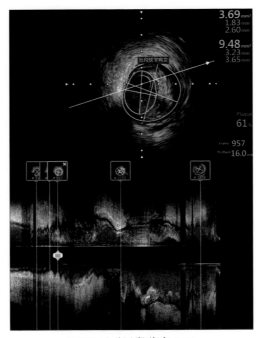

IVUS 显示远段狭窄 61%

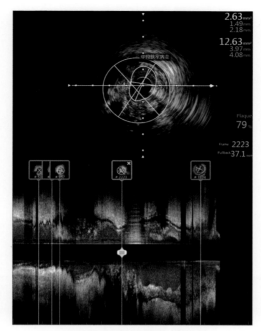

IVUS 显示中段原闭塞处狭窄 79%

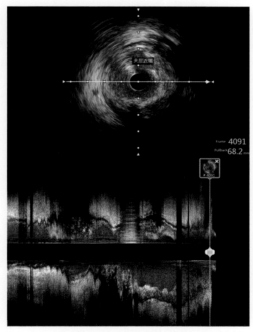

IVUS 显示近段可见夹层, 根据血管超声结果,
血管远段植入 stent1 2.75mm × 33mm, 定位后以
12atm 扩张释放

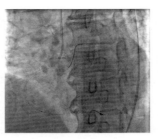

送第二根导丝至主动脉兜底,拟辅助开口部支架定位,再送入高压球囊 2.75mm×15mm 以 18~22atm 后扩张 2.75mm×33mm 支架

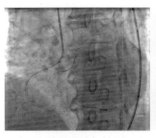 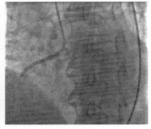

根据血管内超声结果,右冠状动脉近中段植入 stent2 3.5mm×36mm,两支架相连,主动面兜底部导丝辅助开口精确定位后以 16atm 扩张释放

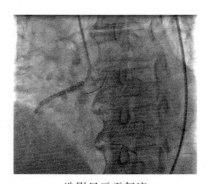

造影显示无复流

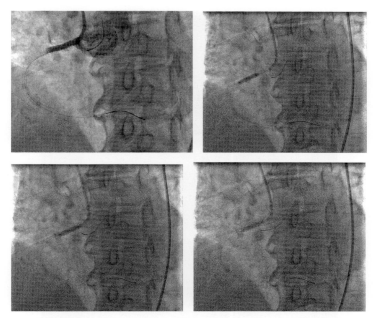

送高压球囊 3.5mm×15mm 以 18~22atm 后扩 stent 患者出现
烦躁不安

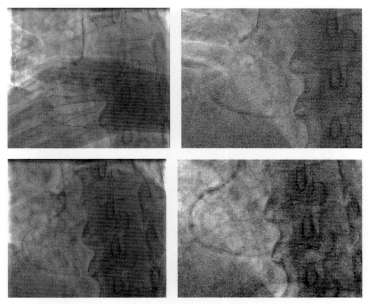

经微导管血管远段分三次共给予硝普钠 600μg，硝酸甘油 200U，依替
巴肽 6ml 后造影显示血流较前明显改善

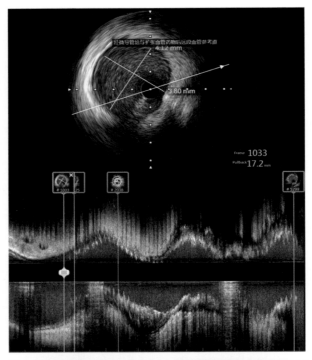

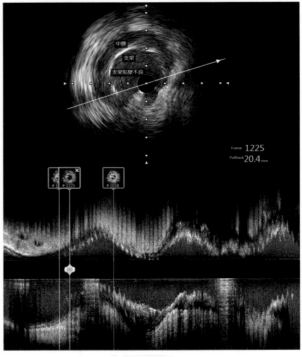

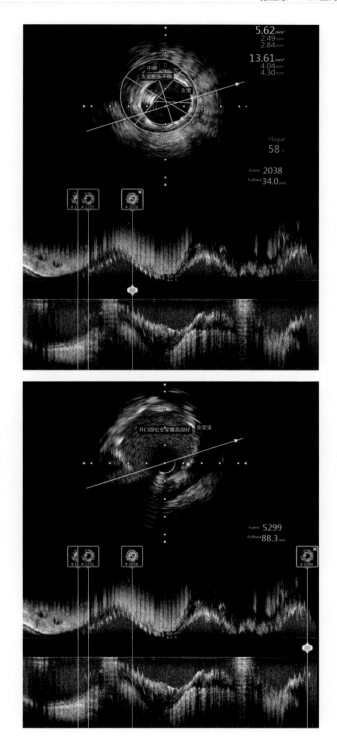

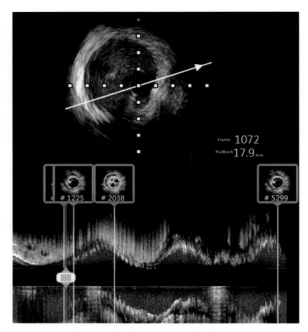

支架植入后复查 IVUS 示支架远端参考直径 3.8mm，支架远端严重贴壁不良，中远段支架膨胀不良，冠脉开口部支架覆盖良好

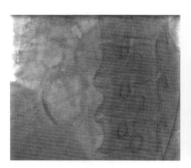 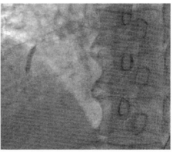

送高压球囊 3.5mm×15mm 以 18~22atm 后扩 stent1

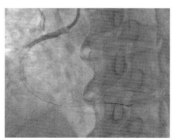

造影示：第一转折后无复流

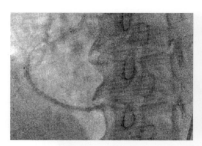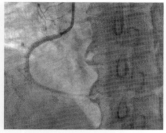

经微导管远端分次给予硝普钠共 300μg 后血流好转

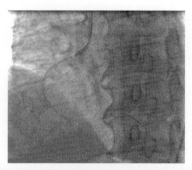

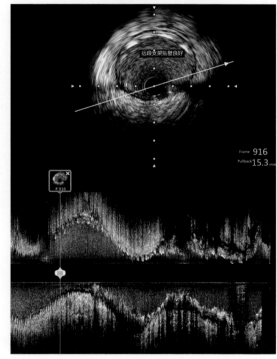

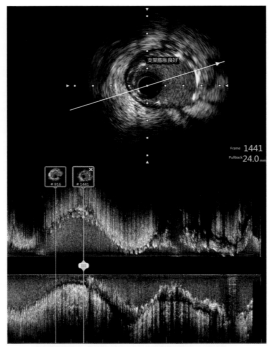

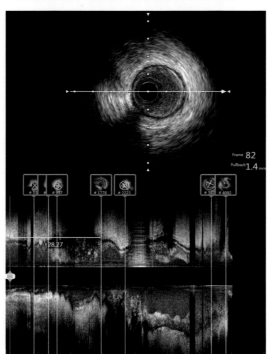

复查 IVUS 示，支架远端贴壁良好，中段支架
膨胀良好

【手术要点分析】

1. 对于冠脉开口处夹层病变的血管进行 PCI 时,任何操作不当会导致夹层撕裂,延展,使操作困难,病情加重。治疗策略及操作如下。

(1)参照院前的造影结果,估计指引导管到冠脉开口时轻轻推注造影剂证实导管到位。

(2)导丝到位:担心冠脉内注射造影剂对夹层的影响,导丝在行进过程中注意导丝走行形态及阻力的变化,根据形态及阻力行进导丝至血管远端,全程未冠脉内注射造影剂。

(3)对病变的评估:同样因为担心冠脉内注射造影剂对夹层的影响,应用 IVUS 评估冠脉病变及血管直径,指导及优化支架植入。

2. IVUS 在冠脉开口夹层,中段闭塞病变中应用的价值及问题。应用 IVUS 指导可以减少甚至避免冠脉内注射造影剂,避免对冠脉开口夹层的影响,但在应用中也出现一些问题。

(1)第一次 2.0mm×15mm 预扩囊扩张后 IVUS 自右冠远段回撤检查显示右冠远段血管直径约 2.5mm,可能与血管闭塞,血管远端未充分充盈及血管痉挛有关;也与支架植入前行 IVUS 检查,因开口夹层,未经导管冠脉内注射硝酸甘油有关,(给血管扩张药之前)IVUS 影像显示中膜增厚,给血管扩张药之后同一位置相比较,IVUS 影像显示中膜明显变薄。

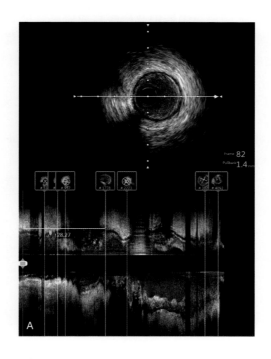

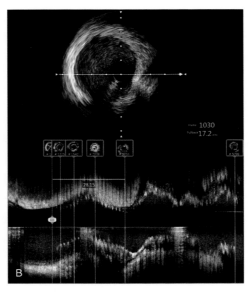

给血管扩张药之前 IVUS 影像显示中膜增厚,
给血管扩张药之后同一位置相比较,IVUS 影
像显示中膜明显变薄

（2）支架植入后 IVUS 检查显示远端支架严重贴壁不良,支架植入后因无复流,经微导管血管远端注射硝普钠及硝酸甘油后血管痉挛改善,IVUS 影像显示血管中膜变薄(与术前相比),血管直径 3.8mm 这一点提示在行急诊 PCI 术时,扩囊扩张远端血管显影后,应给予硝酸甘油后评估血管大小,避免因血管痉挛管腔变小导致支架选择不匹配。

IVUS 检查也发现,经 3.5mm×15mm 高压囊后扩优化支架植入效果后,示支架贴壁良好。

3. 无复流的处理通过微导管在闭塞段远端给予硝普钠、硝酸甘油,冠脉内给予 Ⅱ$_b$Ⅲ$_a$受体阻滞剂通常有效。

（术者:陈宇　裘毅刚　王志超;审校:李田昌）

病例 5 IVUS 联合冠状动脉 CTA 指导合并主动脉多发溃疡的冠脉搭桥术后急性心肌梗死介入治疗

【基本情况】

男性,74 岁。

[主诉] 发作性胸部闷痛 30 年,加重 14 天。

[病史] 本次入院前患者冠脉内先后植入 7 枚支架,曾行冠状动脉旁路移植术。

1990 年春季劳累时出现胸部闷痛,位于胸骨中下段为主,伴头晕、心慌、出汗,持续 30 分钟左右,口服丹参片后 1 小时缓解,未规律用药。

2003 年夏季病情加重,出现剧烈胸痛超过 20 分钟,入当地医院抢救治疗,诊断 "急性心肌梗死",药物治疗后好转。

2008 年于当地医院行冠脉 CT 示多支冠脉病变,后入外院行冠脉造影示 3 支病变,于 2008 年 10 月 17 日行冠脉搭桥手术(内乳动脉 - 左冠前降支、主动脉根部 - 大隐静脉 - 左冠回旋支、对角支、右冠主干),术后药物治疗。

2010 年 11 月 19 日患者胸部闷痛症状反复,休息时也有发作,于笔者医院行冠脉造影检查:左主干未见明显狭窄,前降支近段闭塞 100%,第一对角支近中段弥漫性狭窄 90%,回旋支远段节段性狭窄 80%,第一钝缘支近中段弥漫性狭窄 90%,右冠近段弥漫性狭窄最重 99%,左室后支近中段弥漫性狭窄 85% 于右冠植入 DES 2.75mm × 33mm 支架,左室后支植入 DES 2.5mm × 33mm 支架,回旋支植入 DES 3.0mm × 23mm 支架,第一对角支植入 DES 3.0mm × 33mm 支架、DES 3.0mm × 12mm 支架,出院后继续口服药物治疗,病情稳定。

2011 年 10 月患者活动后出现胸闷,伴出汗、乏力,口含硝酸甘油后症状可缓解,2011 年 12 月 8 日在笔者医院局麻下行 CAG+PTCA 术:左主干节段性狭窄 50%;前降支近段支架内局限性狭窄 50%;回旋支近段节段性狭窄 70%;升主动脉至右冠静脉桥闭塞,对静脉桥行 PTCA 治疗术后恢复良好,病情平稳。

2013 年 11 月患者病情反复,就诊于外院,冠脉造影示:LM 末端 40% 狭窄,LAD 近端闭塞,D1 近端支架通畅,未见狭窄;LCX 近端 60% 狭窄,OM 近端支架通畅,未见狭窄。RCA 近端支架通畅,支架近段 80% 狭窄,中段动脉硬化,左室后支完全闭塞。左乳动脉 - 前降支中段桥血管通畅,左室后支植入 2.5mm × 28mmDES 支架,与原支架相连;RCA 中段植入 DES 3.0mm × 29mm 支架,与前支架相连,术后恢复良好。

2017 年 12 月患者出现胸骨后闷痛,伴乏力,就诊于外院,全主动脉 CT 显示:①主动脉粥样硬化改变伴多发溃疡形成;②冠状动脉旁路移植术后改变,左乳内 - 前降支桥血管通畅,静脉桥血管闭塞,未行特殊治疗。

2019 年 2 月 25 日下午突发胸痛、肩背放射痛,伴头晕、黑矇、短暂意识丧失数分钟,急诊送至当地医院,诊断为:急性下壁心肌梗死、急性失代偿性心力衰竭,行药物治疗,转诊至笔者医院进一步治疗。

[入院诊断]

1. 冠状动脉粥样硬化性心脏病,急性心肌梗死,不稳定型心绞痛,冠状动脉搭桥术后,冠脉支架植入术后,心力衰竭,心功能Ⅲ级。

2. 高血压 3 级,很高危。

3. 2 型糖尿病。

4. 多发主动脉溃疡伴附壁血栓形成。

5. 慢性肾功能不全 CKD3 期。

6. 陈旧性脑梗死。

[冠心病危险因素]

1. 既往高血压病史 10 余年,规律应用替米沙坦控制血压,血压控制在 140/90mmHg 左右。

2. 糖尿病史 15 年,2008 年起使用胰岛素(常规重组人胰岛素注射液 16U,皮下注射,2 次 /d,早晚餐前 20 分钟),血糖控制可。

3. 吸烟史 40 余年,约每日 10 支,现未戒烟,每天吸烟 2~3 支。

4. 脑梗死病史。

5. 慢性肾功能不全 CKD3 期。

[超声心动图]节段性室壁运动障碍(下后壁基底段、右室壁基底段),室间隔增厚,二、三尖瓣轻度反流,LVEF:53%。

[心电图]窦性心律,下壁心肌梗死,发生时间不确定。

[冠状动脉 CTA]

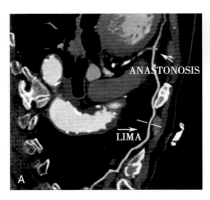

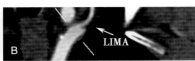

桥血管评价:LIMA 桥血管开口未见明显狭窄,走行自然,吻合口未见明显狭窄,吻合口以远血管充盈可

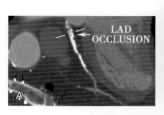

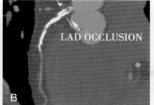

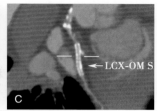

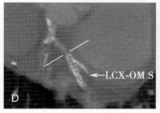

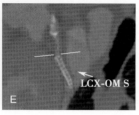

左主干血管近段可见钙化斑块形成,管腔中度狭窄左冠前降支近中段管壁增厚,可见钙化斑块形成,局部管腔闭塞。回旋支近段可见钙化斑块形成,致管腔<u>重度狭窄</u>,钝缘支可见高密度血管内支架影,支架形态规则,支架内可见低密度影,考虑支架内再狭窄

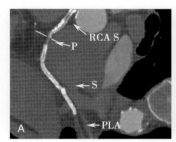

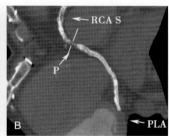

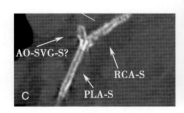

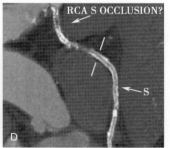

右冠开口及近段可见高密度血管内支架影,支架形态规则,支架内可见大量低密度影,考虑支架内闭塞,中段可见非钙化斑块形成,致管腔中重度狭窄,远段至左室后支可见高密度血管内支架影,支架形态规则,支架内可见低密度影,考虑支架内再狭窄,远段血管充盈差

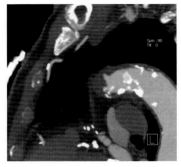

升主动脉弓可见多发溃疡及低密
度斑块、钙化斑块形成

［胸腹主动脉 CTA］

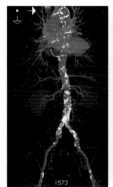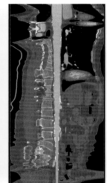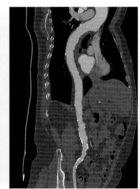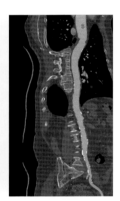

升主动脉、主动脉弓、胸、腹主动脉弥漫性粥样硬化，管腔轻度狭窄，局部溃疡形成

　　入院后生化检查：丙氨酸氨基转移酶 106.9U/L，天冬氨酸氨基转移酶 101.5U/L，总蛋白 87.4g/L，肌钙蛋白 T0.219ng/ml，γ-谷氨酰基转移酶 109.3U/L，葡萄糖 7.65mmol/L，尿素 10.97mmol/L，肌酐 108.1μmol/L，血清尿酸 488.1μmol/L，脑利钠肽前体 1 344.0pg/ml，总胆固醇 2.68mmol/L，甘油三酯 1.37mmol/L，高密度脂蛋白胆固醇 0.65mmol/L，低密度脂蛋白胆固醇 1.41mmol/L，血清糖化血红蛋白测定 7.1%。

　　［入院后用药］

抗血小板：

　　阿司匹林肠溶片 0.1g，口服，1 次 /d。

　　硫酸氯吡格雷片 75mg，口服，1 次 /d。

降脂：

　　瑞舒伐他汀钙片 10mg，口服，1 次 / 晚。

依折麦布片 10mg,口服,1 次 /d。

扩冠:

单硝酸异山梨酯缓释片 40mg,口服,1 次 /d。

降压:

替米沙坦片 80mg,口服,1 次 /d。

保护肾脏:

碳酸氢钠片 1g,口服,3 次 /d。

金水宝胶囊 0.99g,口服,3 次 /d。

托拉塞米片 10mg,口服,1 次 /d。

保护胃黏膜:

注射用兰索拉唑 30mg +0.9% 氯化钠注射液 100ml,静脉滴注,2 次 /d。

降糖:

门冬胰岛素 30 注射液 16U,皮下注射,1 次 /d(早餐前)。

门冬胰岛素 30 注射液 14U,皮下注射,1 次 /d(晚餐前)。

保肝:

多烯磷脂酰胆碱注射液 465mg+5% 葡萄糖注射液 100ml,静脉滴注,1 次 /d。

注射用还原型谷胱甘肽 1.8g + 0.9% 氯化钠注射液 100ml,静脉滴注,1 次 /d。

【基础造影】

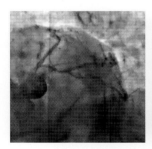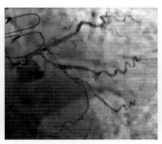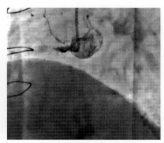

2019 年 3 月 19 日造影。冠脉供血右优势型;左主干全程未见明显狭窄,前降支近段完全闭塞,狭窄 100%,第一对角支支架内再狭窄 90%,TIMI 3 级,回旋支支架内再狭窄,全程弥漫性狭窄 60%~80%,TIMI 3 级,第一钝缘支近中段弥漫性狭窄 90%,TIMI 3 级,右冠开口支架内完全闭塞,狭窄 100%

【手术实录】

患者存在手术及介入治疗的高危因素:患者病情复杂,先后行冠脉搭桥术后,冠脉支架植入术后(7 枚支架),静脉桥血管球囊扩张术,冠脉支架内闭塞。患者合并主动脉溃疡,介入治疗入路选择上存在困难。本次入院前,再次发生心肌梗死合并心功能不全,合并慢性肾功能不全,需严格控制造影剂用量,腔内影像支持首选 IVUS。因此充分交代手术风险的前提下,选择右侧桡动脉入

路,直接行右冠介入治疗。治疗策略上患者右冠支架内闭塞,尽量采用介入无植入的策略,首先选择药物球囊:

1. 6F XBRCA 指引导管插入到右冠开口处,Corsair 微导管支撑下,FIELDER XT 导丝顺利通过右冠支架内闭塞病变,到达远端,推送微导管,造影证实在血管真腔,交换 BMW 导丝到达右冠远段。

2. 沿 BMW 导丝送入预扩张 1.5mm×15mm 球囊至右冠远端,对右冠病变以 16atm 进行扩张 4 次,造影显示狭窄减轻。

3. 行 IVUS 检查,提示右冠全程弥漫性混合斑块,管腔重度狭窄。

4. 沿导丝送入预扩张 2.0mm×15mm 球囊,对右冠病变以 16atm 进行扩张 4 次,造影显示狭窄减轻,沿导丝送入预扩张 2.5mm×15mm 球囊,对支架内再狭窄由远及近扩张 4 次,压力 16atm,造影示右冠近段支架内再狭窄扩张不满意。

5. 沿 BMW 导丝送入 NC 2.75mm×12mm 球囊至右冠近段支架内再狭窄处,以 16atm 进行扩张 2 次,造影示仍可见重度内膜增生。

6. 换 Cutting ballon 2.75mm×10mm 切割球囊在右冠近段支架内再狭窄处,以 14atm 进行扩张 2 次,造影示支架内再狭窄明显减轻。

7. 沿导丝送入 2.5mm×30mm 药物球囊到达右冠远段支架内再狭窄处,以 12atm×75 秒释放,送入 3.0mm×30mm 药物球囊到达右冠近段支架内再狭窄处,以 12atm×75 秒释放。

8. IVUS 检查右冠药物球囊扩张后,远端最小管腔面积 4.0mm^2,近端最小管腔面积 6.1mm^2。

9. 复查造影显示支架贴壁良好,无夹层,TIMI 血流 3 级。

【术中影像】

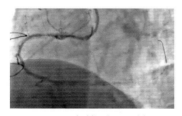

6F XBRCA 支撑下,XT 导丝通过病变,微导管顺利到达远段,交换导丝到达远段,冠脉造影证实导丝位于真腔,血流 TIMI 2~3 级,远段支架内和右冠近段支架内严重狭窄

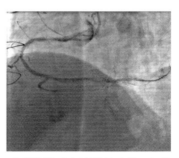

球囊扩张后血流明显改善,达到 TIMI 3 级

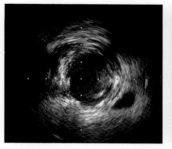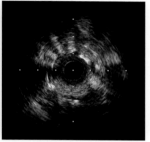

右冠远段,IVUS证实导丝在血管真腔,导管在支架内,回撤过程中可见到正常的管壁3层结构,可见到血管发出的小的血管分支和伴行静脉可见明显支架内内膜增生,以纤维成分为主,管腔狭窄

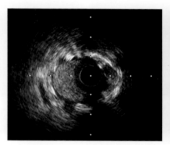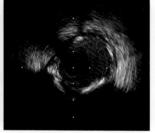

右冠远段,IVUS影像下显示在7~11点方向有一月牙形影像,回撤动态图像,显示似有血流经过,球囊扩张后再次复查,月牙形影像消失,考虑远段造影剂滞留造成的假象

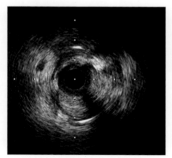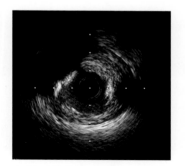

右冠远段血管支架内增生明显,纤维平滑肌成分为主,管腔重度狭窄,局部滋养血管

右冠近段狭窄段散在钙化、脂质、纤维混合斑块,局部管腔重度狭窄

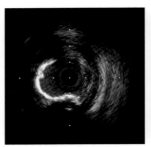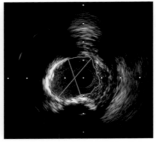

近段病变,5~11 点方向 180° 明显钙化,强回声声影后面回声消失,管腔面积 4.58mm²

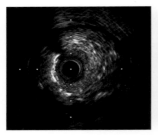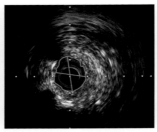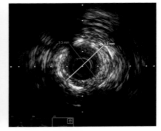

近段支架内闭塞段,导管位于真腔,可见 3 层血管结构,6~11 点散在钙化点,钙化、脂质混合斑块,支架小梁显示不清,MSA2.62mm²,测量右冠近段原支架参考直径 3.3mm

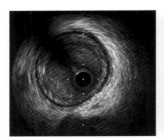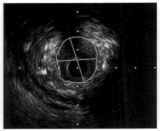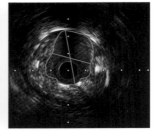

最终结果,药物球囊扩张后远段 MSA4.13mm²,近段 MSA6.18mm²,支架内未见明显夹层及组织脱垂,无血栓形成

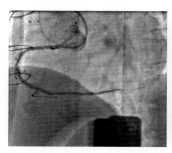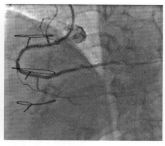

冠脉造影结果,右冠脉左前斜,左头位血流通畅,TIMI 3 级,右冠残余狭窄

【术后转归情况】

患者术后胸闷症状明显缓解,肝肾功能明显好转,BNP 指标下降趋势,病情稳定,术后第 2 天于 2019 年 3 月 21 日出院(住院 10 天)。

出院后 2 个月复查,患者临床症状明显缓解,心电图(2019 年 5 月 14 日当地医院):陈旧性下壁心肌梗死,血常规、凝血、肿瘤标志物未见异常,血生化(2019 年 5 月 14 日当地医院):丙氨酸氨基转移酶 28U/L,天冬氨酸氨基转移酶 37U/L,γ- 谷氨酰基转移酶 70U/L,尿素氮 5.9mmol/L,肌酐 95μmol/L,血清尿酸 370μmol/L,估算肾小球滤过率 64.88ml/(min·1.73m^2)。

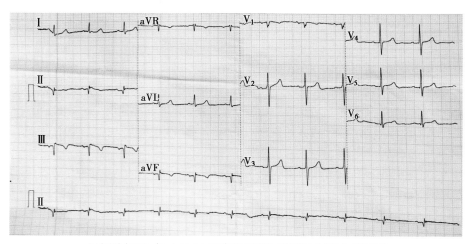

心电图(2019 年 5 月 14 日当地医院):陈旧性下壁心肌梗死

【手术要点分析】

1. 闭塞病变导丝到达远端后判断真腔方法:

(1)多体位投照,判断导丝位置,注意导丝远端走行方向,是否按照血管的自然走行。

（2）术者本人手感，导丝突破闭塞段后，走行顺畅，无阻力。

（3）沿导丝推送微导管到达闭塞段远段，突破闭塞段后走行顺利，本例患者入院前 2 周发生急性心肌梗死，考虑在支架内再狭窄基础上合并新鲜血栓形成，因此 XT 导丝在微导管支撑下，反复调整，顺利通过，微导管跟进相对容易，到达远段后回抽有血液流出，注射造影剂显影。

（4）患者右冠脉多枚支架植入，导丝在支架内走行，进一步证实。

（5）IVUS 证实导丝位于支架内右冠远段，IVUS 证实导丝在血管真腔，导管在支架内，回撤过程中可见到正常的管壁 3 层结构，可见到血管发出的小的血管分支和伴行静脉可见明显支架内内膜增生，以纤维成分为主，管腔狭窄。

2. 第一次 IVUS 自右冠远段回撤时，影像提示类夹层样改变？ 可能的原因是什么？

从冠脉造影及 IVUS 影像提示右冠远段支架内严重狭窄，球囊扩张后，远段 IVUS 回撤提示约 30mm 月牙形影像，伴血流交通，可能什么原因？ 支架内为什么会出现夹层？因患者肾功能不全，右冠开口闭塞，因此导丝通过后，仅扩张了近段病变，少量造影剂证实在血管真腔，未对远段病变进行扩张，理论上不会形成严重夹层，IVUS 导管到达远段时推送略困难，提示重度狭窄，包裹导管，仔细比对，考虑可能的原因是造影剂排空差，远段滞留，产生类似夹层的影像表现，退出导管后，球囊扩张远段，再次复查 IVUS，类夹层样影像消失。

患者慢性肾功能不全，需要严格控制造影剂用量，因此，IVUS 指导可以精确定位及评估，患者右冠罪犯病变，选择有效药物球囊扩张，精准定位，指导治疗，减少造影剂的用量。手术总计造影剂用量 100ml。

3. 患者存在手术及介入治疗的高危因素，手术策略选择，冠脉 CTA 评估联合 IVUS 和冠脉造影，最大程度优化治疗方案，改善预后。

（1）患者病情复杂，治疗存在困难

1）二次外科手术风险极高，相对禁忌：患者病情复杂，反复发作不稳定型心绞痛，陈旧性心肌梗死基础上，再次发生心肌梗死合并心功能不全，全身基础疾病多，二次开胸搭桥手术风险高，身体不耐受。

2）靶血管选择困难：多支血管严重病变，先后行冠脉搭桥术后，冠脉支架植入术后（7 枚支架），静脉桥血管球囊扩张术，冠脉支架内闭塞。

3）介入治疗入路选择困难：患者合并主动脉溃疡（股动脉入路可能损伤降主动脉溃疡，造成主动脉破裂出血，危及生命，桡动脉无法完成桥血管造影等）。

4）造影剂肾病风险高：患者慢性肾功能不全，需严格控制造影剂用量，防止造影剂肾病发生。

（2）解决方法

1）术前充分评估，冠脉CTA明确LIMA桥血管通畅，静脉桥血管闭塞，判断本次下壁心肌梗死罪犯血管为右冠支架内闭塞。

2）选择右侧桡动脉入路，直接行罪犯血管右冠介入治疗，避免股动脉入路损伤主动脉及增加出血的潜在风险。

3）分次处理，减少造影剂的使用剂量，联合充分水化治疗，患者肾脏功能没有恶化。由于心脏缺血改善，心力衰竭纠正明显，患者出院时肾脏功能较入院时有所改善。

4）介入治疗策略上尽量采用介入无植入的策略，首先选择药物球囊。

5）腔内影像选择策略：IVUS可以全程评估冠状动脉情况，穿透性强，便于观察血管内膜、中膜和可能存在的瘤样扩张；IVUS不需要应用造影剂成像，最大程度地避免了因为造影剂过多使用造成造影剂肾病、心力衰竭加重的潜在风险。IVUS在右冠闭塞病变中，可以有效识别导丝走行是否位于真腔，是闭塞病变治疗中的优选腔内影像技术。

6）IVUS充分评估病变，干预支架内再狭窄病变，即刻效果明确，支架内MSA6.1mm^2，实现治疗目标。

4. 对高出血风险患者进行有效评估，选择抗栓方案：

根据高出血风险学术研究联盟（ARC-HBR）制定的《2019共识文件：接受经皮冠状动脉介入治疗患者高出血风险的定义》，高出血风险的20条标准（14项主要标准，6项次要标准），本例患者复合1条主要标准（贫血，血红蛋白低于110g/L）和3条次要标准（年龄>75岁，CKD3期，既往脑梗死病史），复合出血高危人群患者CRUSADE出血评分=55分，风险分级：极高危；发生大出血风险：19.5%。对于合并复杂冠脉病变和基础疾病的高出血风险、高龄患者抗栓药物选择上，我们在指南的指导下继续沿用阿司匹林＋氯吡格雷双联抗血小板治疗。

（杨霞　付振虹　金琴花）

第二节　腔内影像在左主干病变中的应用

病例 1 IVUS 指导左主干旋磨

【基本情况】

男性,77 岁。

[主诉] 活动后胸痛、胸闷 10 年,加重 1 个月。

[病史] 患者于 2010 年活动后出现胸痛、胸闷、气短,持续约 1 分钟,休息后可缓解,行冠脉造影后发现左主干 + 三支病变,严重钙化,行冠脉搭桥手术,乳内动脉与前降支吻合,大隐静脉与钝缘支吻合,右冠远段细小,未处理。术后恢复良好,一般活动正常。2018 年 10 月开始出现步行约 20m 即出现胸痛,咽部发紧不适,休息后可缓解,当地医院在右冠植入 1 枚支架,术后症状无缓解,为进一步诊断并治疗来笔者医院。

[入院诊断]

1. 冠状动脉粥样硬化性心脏病。

   不稳定型心绞痛。

   冠脉搭桥术后。

2. 2 型糖尿病。

3. 高血压 3 级(极高危)。

4. 陈旧性脑梗死。

[危险因素] 糖尿病史 15 年,高血压病史 20 年。

[心电图] 无症状时心电图窦性心律,大致正常心电图;症状发作时心电图可见缺血 ST 段改变。

[超声心动图] 下壁室壁运动障碍,EF 52%,二尖瓣轻度反流。

【基础造影】

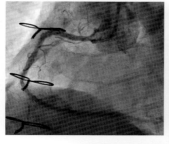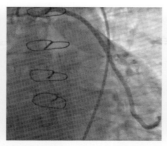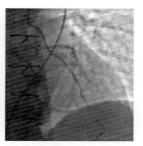

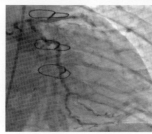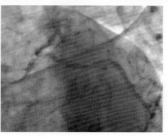

右冠弥漫钙化,未见严重狭窄,左冠整体弥漫、严重钙化,左主干末端严重狭窄,严重钙化、前降支开口严重狭窄,远段可见竞争血流,回旋支开口和近段严重狭窄,远段弥漫狭窄,静脉桥至钝缘支通畅,至回旋支主支血流差,乳内动脉至前降支通畅,血流好

【策略】

　　患者搭桥术后,从发病时心电图和冠状动脉造影图像分析,此次罪犯血管为左主干和回旋支近段的严重狭窄,造影显示左主干至回旋支弯曲较大,钙化严重,决定先用 IVUS 评价病变钙化情况,再决定是否进行主动旋磨,处理左主干和回旋支近段病变。由于乳内动脉至前降支的桥血管通畅,所以处理左主干至回旋支相对有保护,术中仍然准备好 IABP,有必要时及时使用。

【介入治疗】

　　穿刺股动脉,7F 股动脉,使用 7F EBU3.5 指引导管,BMW 导丝到达回旋支远端,首先对回旋支到左主干行 IVUS 检查。

　　考虑左主干至回旋支角度较大,且存在明显钙化结节,直接球囊扩张很可能存在球囊扩张不开、支架无法通过、支架脱载、支架膨胀不全等并发症,决定主动旋磨,在微导管支持下,交换旋磨导丝,应用 1.5mm 旋磨头,分段旋磨,左主干末段 4 次,回旋支近段 4 次,每次 15~20 秒。

　　旋磨过程中可见心电图 ST 段抬高及血压下降,给予静脉推注阿托品,休息后恢复。

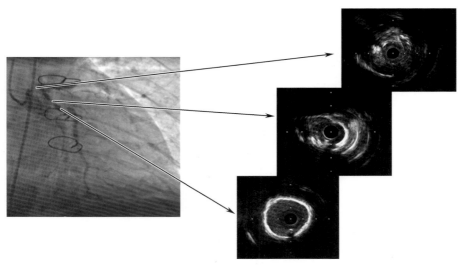

全程弥漫严重钙化,回旋支中段环形钙化,直约径 3mm,近段及左主干有钙化结节,回旋支近段最小面积 2.71mm^2,左主干最小面积 2.66mm^2

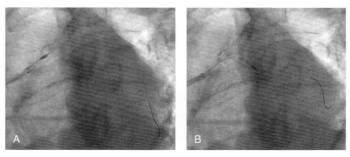

分段旋磨

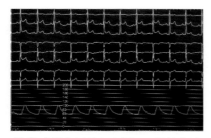

旋磨过程中可见心电图 ST 段抬高及血压下降

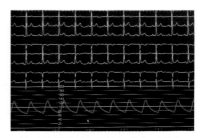

给予静脉推注阿托品,休息后恢复

再次复查血管内超声后,继续介入治疗。

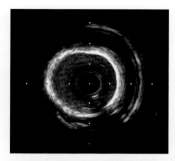

回旋支中段仍为环形钙化，
直径约为 3mm

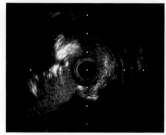
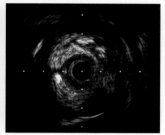

左主干末段和回旋支近段管腔增大，钙化结节负荷减轻

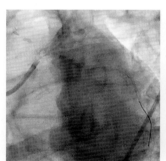
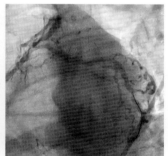

使用 2.5mm×12mm 后扩球囊 16atm 扩张回旋支近段和左主干
末段，膨胀良好，复查造影血流好，远段无夹层

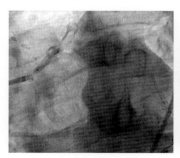
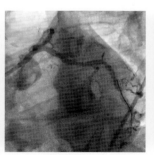
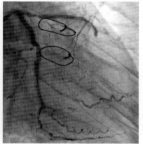

选择 3.0mm×30mm 支架，支架远端定位在回旋支中段环形钙化处，最终以 12atm 释放；以
3.0mm×12mm 后扩球囊，在支架内由远至近依次 18~24atm 后扩张，用 3.5mm×8mm 后扩
球囊对左主干体部和近段以 16atm 后扩张；复查造影血流 TIMI 3 级，无夹层

复查 IVUS，支架膨胀满意，贴壁良好，回旋支最小管腔面积 $6.33mm^2$，左主干最小面积 $6.86mm^2$，最大面积 $8.11mm^2$。

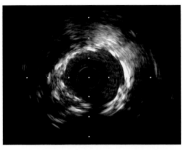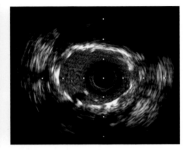

支架膨胀满意，贴壁良好，回旋支最小管腔面积 $6.33mm^2$，左主干最小面积 $6.86mm^2$，最大面积 $8.11mm^2$

患者一般活动正常不受限，30 天后复查心肺运动试验，蹬车运动时间 4 分 39 秒，感觉劳累不能坚持，停止试验，心率 100 次 /min 时，ST 段压低 0.05~0.09mV，无胸痛、咽部发紧不适。

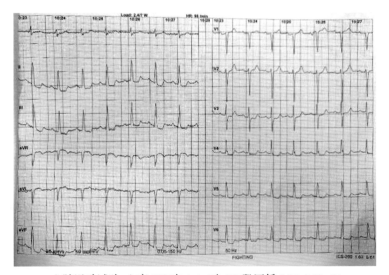

心肺运动试验，心率 100 次 /min 时，ST 段压低 0.05~0.09mV

【讨论】

患者搭桥术后再发心绞痛，心电图和造影综合分析，罪犯血管为左主干和回旋支近段的严重狭窄。

左主干至回旋支角度较大，且造影显示有弥漫严重钙化，所以选择首先应用 IVUS 评价左主干至回旋支病变，提供更全面的信息，有利于手术策略的选择。

结果发现左主干末段和回旋支近段病变有钙化结节，很可能对介入治疗造成一些困难，例如球囊扩张不充分、支架推送困难、支架脱载等，而回旋支中段有环形钙化，直径达到 3mm，正好可以作为支架远端的落脚点。

于是我们采取主动旋磨，由于局部狭窄严重，我们选用 1.5mm 旋磨头，由于需要旋磨左主干末段和回旋支近段两处病变，所以我们采用分段旋磨，每一段都充分抛光，旋磨过程中注意患者心率和血压变化，适当给予阿托品，最终球囊扩张和支架植入都比较顺利。

为了减少支架的数量，本病例最终选用一枚 3.0mm×30mm 的支架，在左主干近段用 3.5mm 后扩球囊高压扩张，IVUS 复查支架膨胀良好，回旋支至左主干内支架贴壁良好，术后加强抗血小板治疗。

（王锦达　孙志军）

病例 2 IVUS 指导主动脉瓣膜置换术后左主干病变的介入治疗

【基本情况】

中老年女性,66 岁。

[主诉]反复胸闷憋气 3 年,加重 1 个月余。

[现病史]患者于 2016 年因胸闷气短入院。行超声心动图检查示:主动脉瓣二叶畸形、主动脉瓣中度狭窄并轻度关闭不全及房间隔缺损(继发孔型)。心电图检查示:窦性心律,正常心电图。后行经导管房间隔缺损封堵术,术后恢复良好。2019 年 4 月,出现胸闷气短症状加重。超声提示:主动脉瓣两叶畸形,主动脉瓣明显增厚、钙化并主动脉瓣极重度狭窄。2019 年 4 月 12 日,于笔者科行冠脉造影未见明显狭窄(Vedio 1~6);后于笔者医院外科行主动脉瓣生物瓣置换术,术后恢复良好。入院前 1 个月患者出现阵发性胸闷,憋气,无明显胸痛,无心悸、喘息,无咯血,每次发作持续约 1 小时,含服硝酸甘油片及速效救心丸无明显好转,与劳累无明显关系,2019 年 10 月 19 日曾做心电图未见明显异常。入院当日清晨症状较前加重,家中用束带式心电图机自测发现心脏缺血改变,提示左主干病变,并报告危急值,急诊收入院。

[入院诊断]

1. 胸痛待查:冠心病 不稳定心绞痛?

2. 主动脉瓣生物瓣置换术后。

3. 房间隔缺损封堵术后。

[冠心病危险因素]无。

[超声心动图]主动脉瓣生物瓣膜置换术后,房间隔缺损封堵术后,二、三尖瓣轻度反流。

入院心电图:

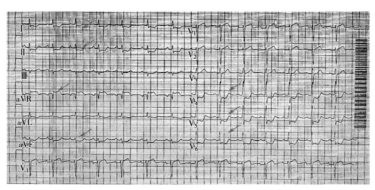

入院心电图提示Ⅰ、Ⅱ、aVL、aVF、V₃~V₆ 导联 ST 段广泛压低,aVR 导联 ST 段抬高

［入院后生化检查］血常规、生化、凝血功能均未见明显异常。

［入院后用药］

1. 阿司匹林肠溶片 100mg，口服，1 次 /d。

2. 硫酸氢氯吡格雷片 75mg，口服，1 次 /d。

冠状动脉 CTA

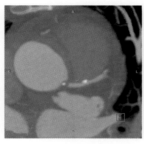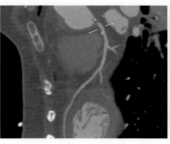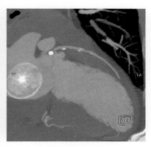

冠状动脉 CTA：左主干开口可见局限性严重狭窄，低密度斑块中可见点状钙化

3. 阿托伐他汀钙片 20mg，口服，1 次 / 晚。

【手术实录】

患者存在手术及介入治疗的高危因素：患者病情特殊，无冠心病危险因素，胸痛发作于瓣膜置换术后，是否瓣膜置换术后引起的医源性冠脉狭窄？开胸术后 5 个月出现胸痛，请外科会诊不考虑再次开胸可能，建议 PCI。患者主动脉瓣膜置换术后，造影困难，同轴性差，左冠造影提示左主干病变，右冠无法选择性造影，术前 CT 提示左主干病变，同时左主干开口可见高密度影，考虑瓣膜金属 Marker，因此充分交代手术风险的前提下，选择右侧桡动脉入路，直接行左主干介入治疗。

1. 6F EBU 指引导管插入到左冠开口处，SION BLUE 导丝通过主干明显阻力感。

2. IVUS 导管无法通过左主干。

3. 沿导丝送入 SPRINTER LEGEND 2.5mm × 15mm 球囊以 12atm 进行扩张 2 次，造影显示狭窄减轻。

4. 行 IVUS 检查，提示左主干近段纤维斑块且可见高回声影像，近段最窄面积 3.34mm^2，开口处可见高回声影。

5. 沿导丝送入 3.5mm × 18mm 支撑力强的支架到达左主干狭窄处并部分进入主动脉，以 16atm 释放。

6. 行 IVUS 检查，提示支架贴壁良好，管腔最窄面积 10.8mm^2。

7. 复查造影显示支架贴壁良好，无夹层，TIMI 血流 3 级。

【术中影像】

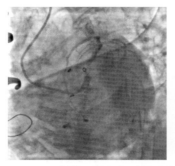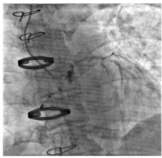

造影显示左主干严重狭窄,并可见左主干开口
金属环影子

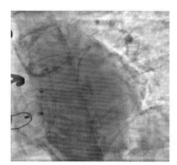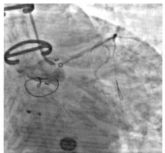

球囊扩张后可见球囊充分扩张

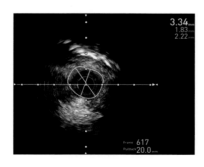

LM 近段纤维斑块且可见
高回声影像,近段最窄面积
3.34mm^2

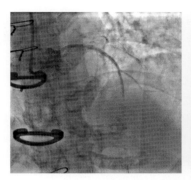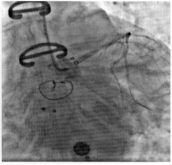

术后造影示支架无显著残余狭窄，TIMI 3 级

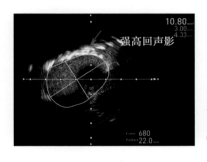

支架贴壁良好，管腔最窄面积 10.8mm², 强高回声影位于血管外

【讨论】

1. 该病例引起冠脉狭窄的原因是什么？右冠是否需要处理？

医源性冠脉狭窄是主动脉瓣膜置换术后罕见且危及生命的并发症，发生率为 0.3%~5%；且左主干较右冠常见。该患者无冠心病危险因素，且 AVR 术前造影未见明显冠脉狭窄，高度怀疑动脉瓣膜置换术后导致的医源性冠脉狭窄。该病多发生于 AVR 术后 6 个月以内。该患者术前症状不典型且无危险因素，因此 CTA 为疾病诊断及后续治疗提供了很大的帮助。术中右冠造影困难，后行非选择性造影仍无法判断其与主动脉瓣的关系，结合患者术前 CTA 可见患者右冠开口未见明显狭窄且位于生物瓣上方，避免了术中无休止的尝试。

2. IVUS 影像提示高回声改变，可能的原因是什么？

结合患者瓣膜置换术后及冠脉 CTA 影像学，IVUS 提示冠脉开口高回声影可能为主动脉生物瓣膜的金属 Marker 环。手术过程中导丝通过左主干困难，因此充分评估能否完成 PCI 至关重要。因此，IVUS 在此类病例中的应用非常有必要。术中影像提示高回声影为偏侧，且预扩张球囊能充分扩张，提示 PCI 可能成功。绝大部分医源性冠脉狭窄的原因为术中心脏停跳液的灌注压力导致的血管损伤继发冠脉狭窄。该患者 IVUS 提示病变处可见纤维斑块形成,其形成的原因可能与冠脉停跳液灌注右冠,同时可见金属回声高度提示该病例不仅仅有单纯的斑块形成,同时合并外源性压迫,因此术后植入强支撑的支架是一个合理的选择。

3. PCI 是否能有效治疗医源性冠状动脉狭窄?

引起医源性冠状动脉狭窄的常见原因为术中灌注心脏停跳液压力导致内皮受损后导致的动脉粥样硬化快速进展。导致该病例术中 IVUS 可见左主干动脉粥样硬化征象,符合该特点,同时 IVUS 可见冠脉口呈椭圆形提示可能瓣膜支架压迫左主干口,结合既往经皮主动脉瓣膜置换术引起的急性左主干闭塞的处理方法及相关文献报道,PCI 可以作为该疾病的处理方式,且随访结果尚可,但该病例仍需要长期随访。

(陈韬 郭军)

病例 3 OCT 指导左主干分叉病变介入治疗

【基本情况】

男性,66 岁。

[主诉]发作性胸闷、胸痛 6 个月余,加重 3 个月。

[病史]患者 6 个月来无特殊诱因出现胸闷、胸痛伴咽喉部紧缩感,持续 1~2 分钟自行缓解,未行特殊诊治。近 3 个月来胸闷、胸痛症状加重,伴后背痛,全身大汗,每天发作 4~5 次,每次持续 5 分钟左右,为求进一步诊治至笔者医院就诊。

[入院诊断]

1. 冠状动脉粥样硬化性心脏病 不稳定型心绞痛。

2. 高血压 3 级 极高危。

3. 2 型糖尿病。

[冠心病危险因素]高血压 3 级;2 型糖尿病;吸烟。

[超声心动图]左心室肥厚,室间隔肥厚 16mm。

心电图

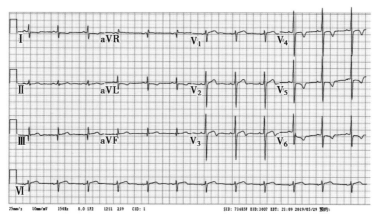

窦性心律,Ⅲ、aVF 导联可见 q 波,Ⅰ、aVL、V_3~V_6 导联可见 T 波改变

入院后生化检查:TC 4.58mmol/L,TG 3.22mmol/L,HDL 1.01mmol/L,LDL 2.98mmol/L,K^+ 3.48mmol/L,CK 82.7U/L,CK-MB 1.56ng/ml,TNT 0.012ng/ml,BNP 133.1pg/ml,Scr 70.3μmol/L,ALT 13.4U/L,AST 28.5U/L

【基础造影】

第一次手术术前冠状动脉造影(2019 年 5 月 30 日)。

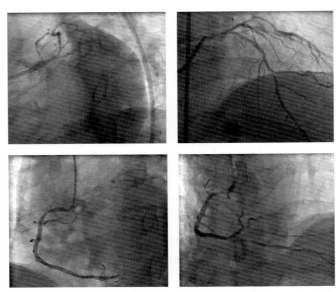

冠脉供血右优势型；左主干体部及末端节段性狭窄70%，前降
支开口局限性狭窄75%，前降支近段弥漫性狭窄75%，前降支
中远段弥漫性狭窄伴钙化最重75%，回旋支细小，弥漫性狭窄伴
钙化，中间支开口及近中段弥漫性狭窄伴钙化最重80%，右冠开
口局限狭窄60%，右冠前程边缘不规则，后将至近端节段性狭窄
90%，左室后支远端细小，次全闭塞

【手术实录】

患者存在手术及介入治疗的高危因素：患者病情复杂，近期心绞痛发作
频繁，SYNTAX 评分：32；多处冠脉重度狭窄（LMd，LADp，LADm，LCXp，
RMp，RCAp，PLAp），患者及家属拒绝 CABG。患者左主干分叉病变分型为
Medina 1，1，1。为评估病变及制定介入治疗策略，拟于 OCT 指导下行冠脉
介入治疗。

1. 6FEBU 3.5 指引导管插入到左冠开口处，RUNTHROUGH 导丝置
于前降支，SION 导丝置于回旋支，沿前降支导丝送入 Predialtion Balloon
2.0mm×20mm 扩张前降支近段病变后行前降支及中间支 OCT 检查。

2. 前降支 OCT 检查可见弥漫纤维斑块，最小管腔面积 $1.14mm^2$，前降支
开口面积 $2.00mm^2$。

3. 中间支行 OCT 检查近端可见纤维脂质斑块，最小管腔面积 $1.79mm^2$。

4. 将 BMW 导丝置于回旋支进行保护，沿前降支导丝 Predialtion Balloon
2.0mm×20mm 扩张前降支病变。

5. 将 RUNTHROUGH 导丝置于第二对角支进行保护，沿前降支导丝送
入 DES 2.5mm×35mm 于前降支中段以 12atm 释放。

6. 沿中间支导丝送入 Predialtion Balloon 2.0mm × 20mm 导丝以 8~12atm 扩张病变。

7. 沿中间支导丝送入 DES 2.5mm × 30mm、DES 2.5mm × 30mm 串联、两端覆盖病变,于中间支以 12atm 释放。

8. 沿前降支导丝送入 NC Balloon 2.5mm × 15mm CRUSH。

9. 沿前降支导丝送入 DES 3.5mm × 38mm,与前降支中段支架串联,以 12atm 释放。

10. 沿前降支导丝送入 NC Balloon 3.5mm × 15mm 对前降支支架后扩张及第一次 POT。

11. 沿前降支导丝送入 NC Balloon 3.5mm × 15mm,沿中间支导丝送入 NC Balloon 2.5mm × 15mm,对吻扩张。

12. 沿前降支导丝送入 NC Balloon 3.5mm × 8mm 以 18atm 做第二次 POT。

13. 行中间支 - 左主干 OCT 支架膨胀良好,贴壁良好,无夹层,中间支中段支架最小管腔面积 3.74mm^2,中间支开口面积 3.40mm^2。

14. 行前降支 - 左主干 OCT 支架膨胀良好,贴壁良好,无夹层,前降支支中段支架最小管腔面积 4.86mm^2,前降支开口面积 8.55mm^2。

15. 造影显示支架膨胀良好,贴壁良好,无残余狭窄,无夹层,远端血流 TIMI 3 级。

【术中影像】

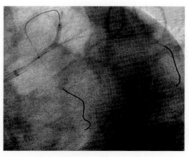

6FEBU 3.5 指引导管插入到左冠开口处,RUNTHROUGH 导丝置于前降支,SION 导丝置于回旋支,沿前降支导丝送入 Predialtion Balloon 2.0mm × 20mm 扩张前降支近段病变后行前降支及中间支 OCT 检查

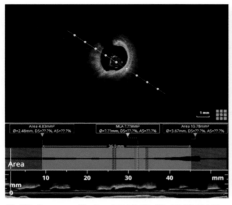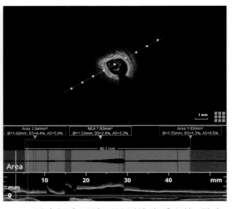

前降支 OCT 检查：可见弥漫纤维斑块，最小管腔面积 1.14mm², 前降支开口面积 2.00mm²

OCT 示中间支近端可见纤维脂质斑块，最小管腔面积 1.79mm²

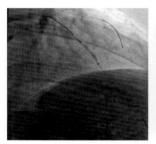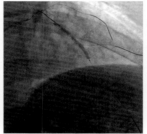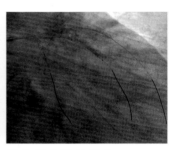

将 BMW 导丝置于回旋支进行保护，沿前降支导丝 Predialtion Balloon 2.0mm×20mm 扩张前降支病变

将 RUNTHROUGH 导丝置于第二对角支进行保护，沿前降支导丝送入 DES 2.5mm×35mm 于前降支中段以 12atm 释放

沿中间支导丝送入 Predialtion Balloon 2.0mm×20mm 导丝以 8~12atm 扩张病变

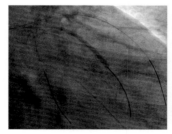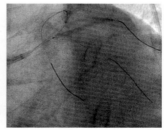

沿中间支导丝送入 DES 2.5mm×30mm、DES 2.5mm×30mm 串联、两端覆盖病变，于中间支以 12atm 释放

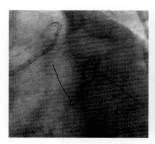 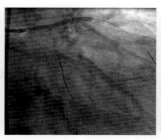 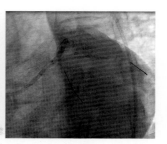

沿前降支导丝送入 NC Balloon 2.5mm× 15mm CRUSH

沿前降支导丝送入 DES 3.5mm×38mm，与前降支中段支架串联，以 12atm 释放，沿前降支导丝送入 NC Balloon 3.5mm× 15mm 对前降支支架后扩张及第一次 POT

沿前降支导丝送入 NC Balloon 3.5mm×15mm，沿中间支导丝送入 NC Balloon 2.5mm× 15mm，对吻扩张

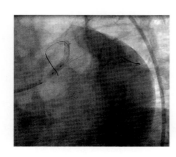

沿前降支导丝送入 NC Balloon 3.5mm×8mm 以 18atm 做第二次 POT

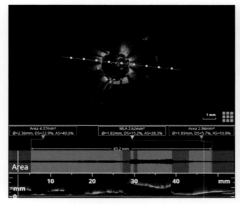 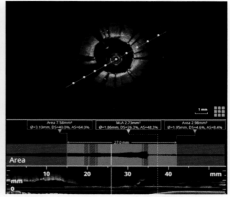

行中间支 - 左主干 OCT：支架膨胀良好，贴壁良好，无夹层，中间支中段支架最小管腔面积 3.74mm²，中间支开口面积 3.40mm²

行前降支 - 左主干 OCT：支架膨胀良好，贴壁良好，无夹层，前降支支中段支架最小管腔面积 4.86mm²，前降支开口面积 8.55mm²

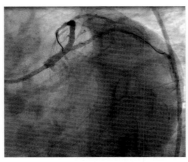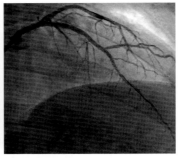

造影显示支架膨胀良好，贴壁良好，无残余狭窄，无夹层，
远端血流 TIMI 3 级

【手术要点分析】

1. 腔内影像（特别是 OCT）在左主干末端分叉病变介入治疗中的作用

腔内影像学在复杂病变中比在简单病变中的作用明显，无论是 IVUS 还是 OCT，都能在术前、术中和术后给予术者很大的指导。根据 ILIUMIEN 研究结果，术前用 OCT 检查，术者改变治疗策略的概率为 55%，术后造影术者改变治疗策略的概率为 25%，如果没有腔内影像的帮助，术者选择的治疗策略可能达不到优化支架植入的效果，特别是左主干病变。左主干病变介入治疗一定要达到优化支架植入的效果，OCT 已经经过了 3 代的发展，现在 OCT 扫描速度非常快（75mm 的 2 秒就可以扫完），不需球囊堵闭，只需少量的造影剂就可获得清晰的图像，所以 OCT 较 IVUS 在左主干末端的病变上可能更有优势，因为 OCT 有实时 3D 重建功能，扫描后可以直接重建左主干分叉末端的 3D 影像，来确认支架植入策略、分叉部位是否钙化、是否需要充分预处理，把两个支架做到最模拟生理解剖的形状，以达到支架最佳优化效果，降低患者远期的 MACE 事件，改善预后。

OCT 在左主干病变患者治疗中的作用体现在：

（1）辅助左主干分叉病变的充分预处理：医师对于左主干病变大多用球囊预处理之后（多选择 2.5 或 3.0）选择单支架或双支架（可能是 DK-crush、Culotte），但左主干远期的再狭窄率与材料膨胀率有很大的关系，而且解剖学研究发现，前降支根部和回旋支开口病变容易伴有钙化病变或纤维病变，因为左主干是高血流冲击部位，这里的狭窄容易伴有硬病变即钙化病变或纤维病变，如果这类病变不进行充分预处理，则有可能植入的支架膨胀不充分，这样远期的再狭窄率就会较高。

（2）左主干单 / 双术式策略选择的指导：如果从前降支和回旋支都回拉一遍影像，然后进行 3D 重建，那么对分叉病变的实际情况（包括斑块组成成分是否稳定）有精准的判断，避免失误。在分支方面，OCT 评估回旋支开口面积、斑块成分等指标对指导左主干分叉病变术式选择意义重大。选择 T 支架策略，可能存在远期预后的问题，如果回旋支开口是不稳定斑块，对吻扩张之后，容易发生夹层。很少有回旋支的角度与左主干呈完全 90°，所以植入的 T 支架或 TAP 支架不可能完全把回旋支的开口覆盖住，会影响患者远期预后，所以先用影像学精确检查，判断治疗策略，以达到精准支架植入的效果。

（3）精确评价左主干分叉部分的病变长度和支架选择：造影观察左主干开口或前降支回旋支的开口会有角度的重叠，如果想要准确判断长度，也许可以用球囊或导丝测量，但是因为有角度所以可能不能精准评价，此时腔内影像特别是 OCT 能够精确指导支架尺寸选择。

（4）左主干分叉病变支架术后优化处理：影像学非常关键的一点是能帮助判断支架植入后血管有无并发症，除了观察贴壁情况，有无膨胀不良情况，最关键是观察有无边缘夹层，如果左主干、前降支、回旋支的部位有边缘夹层，会带来灾难性后果，但是冠脉造影对夹层的发现概率远远低于腔内影像学。并非所有小的夹层一定要使用支架，腔内影像检查可以帮助术者判断哪些一定要处理，哪些可以稍后处理，所以无论是从术前、术中和术后，腔内影像学都是很好的工具，使患者获得远期的安全性。

2. 该例患者左主干分叉病变介入治疗策略选择

由于超过 80% 的左主干病变为累及左主干远端的分叉病变，接下来将着重阐述左主干分叉病变的介入治疗策略。影响左主干分叉病变介入策略选择的最主要因素，就是如何处理好 LCX，以避免术中 LCX 急性闭塞，减少术后远期 LCX 管腔丢失以及再次血运重建。JACC 曾发表文章推出了左主干分叉病变 PCI 策略算法。

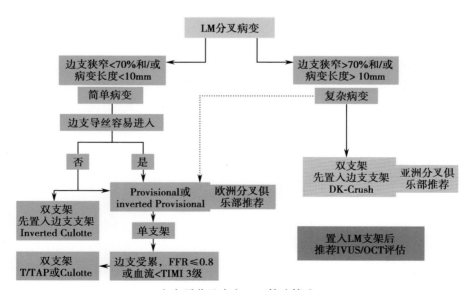

左主干分叉病变 PCI 策略算法

　　根据 DEFINITION 研究,左主干分叉病变分为简单分叉病变和复杂分叉病变。复杂分叉病变定义为边支直径狭窄>70%,同时病变长度>10mm。简单分叉病变为边支直径狭窄<70%,同时病变的长度<10mm,简单的分叉病变可采用单支架 Provisional 术式进行处理。当简单病变同时合并下列 6 条次要标准中的 2 条时,也属于复杂分叉病变。次要标准:①中 - 重度的钙化病变;②多处病变;③前降支 - 回旋支分叉角度>70°;④主支血管参考血管直径<2.5mm;⑤血栓病变;⑥主支血管病变长度>25mm。复杂分叉病变应当采用双支架处理策略。本患者分叉病变属于 Medina 1∶1∶1,边支直径狭窄>70%,同时病变长度>10mm,故选择双支架术式。患者前降支与中间支夹角<70°,可考虑行 Crush 术式或 Culotte 术式。但前降支参考管腔直径3.5mm,中间支参考管腔直径 2.5mm,直径相差>0.5mm;且前降支开口及近段重度狭窄,在行 OCT 检查前行预扩张后存在夹层,如行 Culotte 术式,中间支开口支架释放时,前降支缺少导丝保护,存在闭塞风险,穿支架网眼重新植入前降支导丝时存在进入夹层使假腔扩大的风险,故未采用 Culotte 术式,采用 Crush 术式后对吻扩张,纠正了分支开口支架变形,并使分叉开口的支架完全贴壁,术后 OCT 检查显示前降支及中间支支架贴壁及膨胀良好,分叉开口支架贴壁良好,无过长金属嵴影响分支开口。

(高磊　张颖倩)

病例 4 IVUS 指导左主干分叉病变介入治疗

【基本情况】

男性,63 岁。

[主诉] 间断胸闷 9 个月。

[病史] 患者于 2017 年 2 月出现胸闷,位于胸骨后部,伴咽部发紧,多于快走约 20 分钟、蹬车时出现,休息后缓解,未行诊治。2017 年 10 月在笔者医院行冠脉 CTA 示冠状动脉粥样硬化,累及多支,可见钙化斑块及软斑块形成,左主干末端分叉处重度狭窄。建议行冠脉造影,患者拒绝。给予阿司匹林、匹伐他汀、单硝酸异山梨酯缓释片等药物治疗,症状仍间断于活动时发作,于 2017 年 11 月 20 日入院。

[既往史] 血栓栓塞性脉管炎、左肾结石。

[入院诊断]

1. 冠状动脉粥样硬化性心脏病 稳定型心绞痛。

2. 血栓栓塞性脉管炎手指、足趾截肢术后。

3. 左肾结石。

[冠心病危险因素]

1. 吸烟史 40 年,约每日 20 支。

2. 肥胖,BMI 27kg/m^2。

[超声心动图] 未见明显异常。

[心电图] 窦性心律,正常心电图。

[入院后生化检查] 血常规、肝功能、肾功能、血脂、心肌酶、肌钙蛋白、B 型钠酸肽、糖化血红蛋白、出凝血功能、甲功五项均正常;其中,低密度脂蛋白胆固醇 1.23mmol/L。

[入院后用药]

抗血小板:

阿司匹林肠溶片 0.1g,口服,1 次 /d。

替格瑞洛片 90mg,口服,2 次 /d。

降脂:

匹伐他汀钙片 2mg,口服,1 次 / 晚。

扩冠:

单硝酸异山梨酯缓释片 40mg,口服,1 次 /d。

控制心率:

富马酸比索洛尔片 2.5mg,口服,1 次 /d。

保护胃黏膜:

泮托拉唑钠肠溶胶囊 20mg,口服,1 次 /d。

【基础造影】

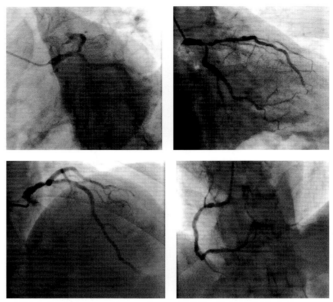

(2017 年 11 月 28 日)影像:冠脉供血右优势型;左主干体部斑块,末端狭窄 90%;左前降支开口至中段弥漫病变,狭窄最重 90%,TIMI 3 级;第一、第二对角支开口斑块,TIMI 3 级;左回旋支开口至近段管状狭窄,最重 90%,TIMI 3 级;第一钝缘支中远段弥漫性病变,狭窄最重 70%,TIMI 3 级;右冠全程弥漫斑块,近段管状狭窄最重 70%,TIMI 3 级

【手术实录】

患者病变特点:无保护左主干分叉病变(UPLM)首先进行 SYNTAX 评分,为 31 分。详细与家属讲解造影结果及可选择的治疗方案,最终选择行介入治疗。因右侧桡动脉搏动弱,且为冠脉左主干病变,选择右侧肱动脉入路。治疗策略:先应用 IVUS 对病变进行评估,据左回旋支开口狭窄程度、斑块特点决定单支架或双支架;如需双支架,由于左前降支和左回旋支直径相近,同时结合术者熟悉的术式,采取 Mini-Culotte 术式。

1. 将 6F EBU3.5 指引导管前端置于左主干开口,两根 BMW 钢丝分别送至左前降支、左回旋支远段。

2. 沿 BMW 钢丝送入 2.5mm×15mm 球囊,以 10atm 预扩左主干 - 左前降支病变。

3. 行 IVUS 检查,提示 LCX 管腔重度狭窄。

4. 2.5mm×15mm 球囊以 12atm 扩张左回旋支病变,造影示狭窄减轻。

5. 沿左回旋支 BMW 钢丝送入 3.5mm × 18mm 支架至左回旋支病变处,突入左主干约 2mm,以 12atm 释放。

6. 交换钢丝,沿左前降支钢丝先后送入 1.5mm × 15mm 球囊、3.5mm × 12mm NC 球囊扩张支架网孔。

7. 沿左前降支钢丝送入 3.5mm × 33mm 支架至左主干 - 左前降支病变处,以 12atm 释放。因两支架重叠部分很短,主支支架释放压力不高,边支钢丝被拘禁的风险较小,此时未撤出左回旋支钢丝,仍发挥指引路径作用。

8. 送另一 BMW 钢丝通过左主干 - 左前降支支架网孔至左回旋支,撤出原左回旋支钢丝沿左回旋支钢丝送入 1.5mm × 15mm 球囊扩张支架网孔。

9. 沿左回旋支钢丝送入 3.5mm × 12mm NC 球囊以 16~18atm 进行后扩张。

10. 沿左前降支钢丝送入另一新 3.5mm × 12mm NC 球囊以 16~18atm 进行后扩张。

11. 上述两枚 NC 球囊以 8atm 对吻扩张。

12. IVUS 检查左前降支开口处支架膨胀不对称,左主干内支架贴壁欠佳。

13. 再次沿左前降支钢丝送入 3.5mm × 12mm NC 球囊于左前降支开口部位,以 20atm 扩张。

14. 两枚 3.5mm × 12mm NC 球囊以 10atm 对吻扩张。

15. 复查 IVUS 及造影显示支架贴壁、膨胀良好,支架近端、远端无夹层,TIMI 血流 3 级。

【术中影像】

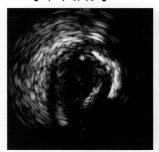 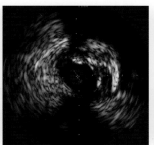 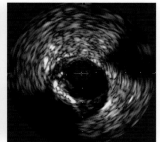

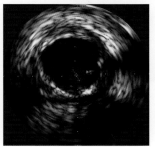

对左主干 - 前降支开口预扩张后,分别对左前降支 - 左主干、左回旋支 - 左主干进行 IVUS 检查,可见混合性斑块左主干 MLA 2.9mm^2；左前降支 MLA 3.3mm^2；左回旋支开口 CSA 3.7mm^2,斑块负荷 69%；左主干体部拟植入支架的近端位置,CSA 12.3mm^2

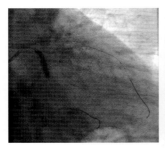 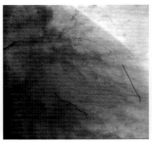 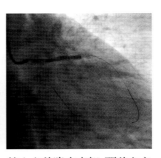

| 植入左回旋支支架,支架突入左主干少许 | 后撤左回旋支钢丝至左前降支开口中下 1/3 处,穿越左回旋支支架网孔至左前降支远段,并送入球囊扩张支架网孔 | 植入左前降支支架,覆盖左主干末端病变 |

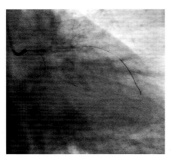 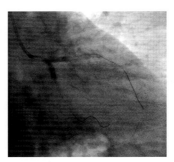

| 钢丝送入左前降支支架远端,然后回撤至左回旋支开口中下 1/3 处,穿越左前降支支架网孔至左回旋支远段 | 分别送入 2 枚 NC 球囊序贯扩张左回旋支、左前降支支架,并对吻扩张 |

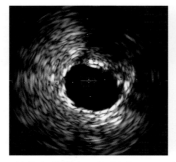 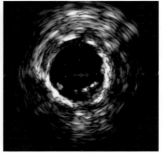

复查左前降支 - 左主干 IVUS,左前降支 MSA 9.4mm^2；左主干内支架贴壁不佳

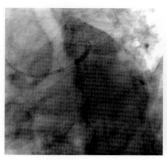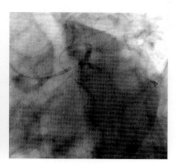

送入 NC 球囊更大压力扩张左主干 - 左前降支支架近段部分　　　　最终对吻扩张

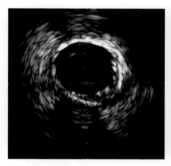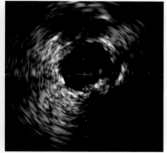

复查 IVUS，支架膨胀、贴壁良好，支架边缘未见明显夹层，左主干 MSA 10.3mm^2；左回旋支 MSA 8.7mm^2

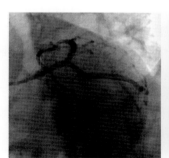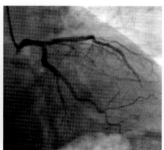

术后即刻冠脉造影结果，血流 TIMI 3 级

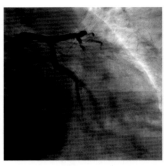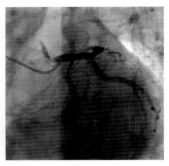

16 个月后复查冠脉造影结果,左冠脉未见支架再狭窄,血流
TIMI 3 级

【手术要点分析】

1. UPLM 患者治疗策略的选择

该患者 SYNTAX 评分为中危,根据我国 2016 年版 PCI 指南,对于 SYNTAX 评分在 23~32 分之间的中危患者,PCI 的推荐等级为 Ⅱa 类推荐、B 级证据,CABG 的推荐等级为 Ⅰ 类推荐、B 级证据。

随着 DES 的普遍应用、腔内影像的指导以及抗栓药物的进步,当代 PCI 治疗 UPLM 的疗效正在不断改善。今年新近发布的 SYNTAX 研究 10 年随访结果显示,对于三支病变患者,相比应用第一代紫杉醇支架的 PCI,CABG 提供了更好的生存获益,而对于左主干病变的患者,两种策略在全因死亡方面没有差异。EXCEL 研究入选 SYNTAX 评分 ≤ 32 分的 UPLM 患者,其中中危患者占 39.5%,比较了应用新一代依维莫司洗脱支架的 PCI 与 CABG 的疗效和安全性,3 年随访显示 PCI 组与 CABG 组的主要终点差异无统计学意义,且 PCI 组术后 30 天死亡、MI 和卒中发生率低于 CABG 组。

UPLM 是一类高危冠状动脉病变,临床决策时,心脏团队应依据治疗指南及新的循证医学证据,利用成熟的评分工具评估 CABG 和 PCI 的手术风险及预后,并考虑到患者疾病状况和意愿、团队经验和条件,使患者得到最适宜的血运重建。

2. 此例左主干分叉病变介入治疗采取单支架还是双支架术式

分叉病变介入治疗单双支架的选择取决于“一个中心、两个基本点”: 边支血管大小是中心,边支开口狭窄程度和病变类型以及分叉夹角是基本点。

应用 IVUS 可以准确评价边支病变情况,为策略的制定提供有力的支撑。左主干分叉病变中,在左回旋支病变距开口>5mm、MLA>4.0mm^2、斑块负荷<50% 或左回旋支发育细小的情况下,宜选择单支架技术,反之则需考虑双支架植入。

该患者左回旋支和左前降支直径相近,开口面积 3.7mm^2,斑块负荷远高于 50%，宜行双支架植入。

3. IVUS 在本例介入治疗中的优化作用

对左回旋支开口病变精确评估，确定选择双支架术式。

获得左主干体部的病变信息，确定支架近端植入位置。

第一次对吻扩张后，尽管造影结果尚可，IVUS 检查显示左主干内支架贴壁不良，指导进行再次后扩张及对吻扩张，降低急性血栓事件发生风险。

有研究显示，在左主干分叉介入治疗中，左回旋支开口支架扩张不良最为常见，存在支架扩张不良的患者再狭窄率明显增高。应用 IVUS 评估左回旋支开口处支架扩张情况、排查支架边缘夹层或血肿，能够优化介入治疗效果，提高手术安全性，改善预后。

（张晋　郭军）

病例5　IVUS 指导 IABP 辅助下急诊左主干病变心肌梗死介入治疗

【基本情况】

男性,63 岁。

[主诉]发作性剑突下疼痛 4 个月,加重伴胸闷 1 周,持续不缓解 6 小时。

[病史]患者于 2019 年 6 月中旬走路过程中出现剑突下疼痛,呈烧灼感,压迫后自觉稍缓解,每次发作持续 5~6 分钟缓解,无明显胸闷,无前胸疼痛,无左上肢、双肩、后背等放射性疼痛,无恶心、呕吐,无咳嗽、咳痰,无发热等其他不适,多次在笔者医院及中国人民解放军总医院第一医学中心消化内科就诊,查心电图、胸部 X 线片、血常规、肝肾功、凝血常规无明显特殊异常,行胃肠镜检查示:食管炎、贲门炎、慢性非萎缩性胃炎伴糜烂,十二指肠球炎,HP- 结肠息肉(黏膜慢性炎伴腺体腺瘤样增生),给予抑酸、保护胃黏膜、促胃肠动力等药物治疗,无明显缓解。

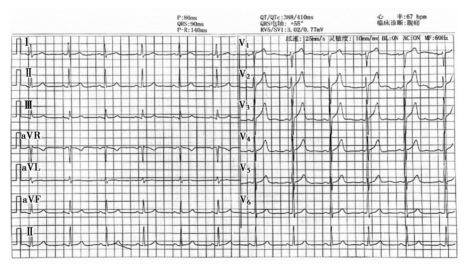

窦性心律,未见 ST-T 改变

入院前 1 周剑突下疼痛频繁发作,一天 5~6 次,夜间频繁,伴胸闷、憋气,影响睡眠,2019 年 11 月 17 日 23 :00 左右,疼痛剧烈发作,持续不缓解,伴有明显胸闷、憋气、心慌、大汗,夜间不能平躺,遂于次日凌晨 3 :30 左右,急诊来笔者医院就诊。查体:体温 36.5℃,血压 104/71mmHg,双肺呼吸音清,未闻及明确干湿啰音,未闻及胸膜摩擦音,心浊音界不大;心率 122 次 /min,律齐,心音低钝,各瓣膜听诊区未闻及病理性杂音,腹部平软,脐周及剑突下压痛明显,无反跳痛,肝脾肋下未及。查心电图示:Ⅰ、Ⅱ、Ⅲ、$V_3 \sim V_6$ 导联 ST 段压低,aVR、V_1 导联 ST 段抬高。肌钙蛋白 I 0.610ng/ml,肌红蛋白 148.00ng/ml,CK-MB 20.00ng/ml,NT-proBNP 923ng/ml,诊断:"冠心病、急性非 ST 段抬高心肌梗死",给予阿司匹林 300mg、替格瑞洛 180mg 负荷剂量口服,签署知情同意书后,行急诊 PCI 治疗。

颈部血管彩超(2019 年 6 月 25 日):双侧颈动脉多发斑块形成,双侧椎动脉未见明显异常。

超声心动图(2019 年 11 月 18 日):多节段室壁运动异常,左室收缩功能减低(45%),左房增大。

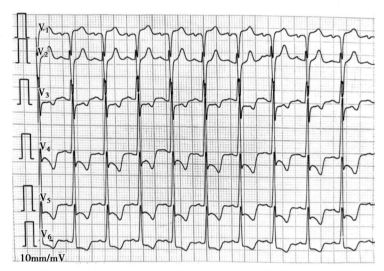

心电图(2019 年 11 月 18 日):窦性心动过速,Ⅰ、Ⅱ、Ⅲ、$V_3 \sim V_6$ 导联 ST
段压低,aVR、V_1 导联 ST 段抬高

［入院诊断］

1. 冠状动脉粥样硬化性心脏病。

   急性非 ST 段抬高心肌梗死(左主干病变)。

2. 动脉粥样硬化(双侧颈动脉)。

3. 脂肪肝。

4. 糜烂性胃炎。

   GRACE 评分:174 分,高危。

【手术实录】

患者因"持续性胸痛 6 小时"就诊,心电图示 aVR 导联 ST 段抬高,$V_3 \sim V_6$
导联 ST 段压低,考虑急性广泛前壁非 ST 段抬高心肌梗死,左主干病变可能性大。入院时仍有胸痛,经询问病史,近期无手术、出血、外伤、脑血管意外等病史,近期体重无明显变化,无尿血、便血、咯血病史,有行急诊 PCI 的适应证,无禁忌证,告知患者及家属,完成术前准备及手术签字。05∶15 开始手术,患者血压 110/70mmHg 左右,心率 80 次 /min。

冠脉造影结果:

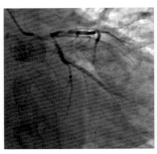 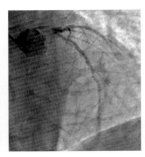 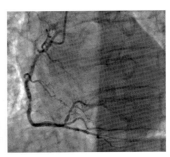

冠状动脉起源正常,右优势型,左主干全程重度钙化病变,狭窄最重处达 95%,前降支开口狭窄 90%,近、中段弥漫斑块浸润合并钙化,狭窄约 80%,前向血流 TIMI 2 级,回旋支开口狭窄 90%,近段狭窄约 50%,前向血流 TIMI 2 级,右冠全程弥漫斑块浸润,开口狭窄约 50%,近段狭窄 70%,中段狭窄 90%,前向血流 TIMI 3 级

【介入治疗】

1. 植入 IABP 穿刺右侧股动脉,植入 7.5F 股动脉鞘管,沿鞘管导丝插入 Datascope 40cc 主动脉气囊导管,透视下见球囊到达胸骨角水平,按照心电图触发,1∶1 比例开始反搏。

2. 穿刺左侧股动脉,送入 7F 动脉鞘管,选 7F JL3.5 导引导管到达左冠开口部位,(GW1)Runthrough NS 导丝送达前降支远段,将(GW2)Runthrough NS 导丝送达回旋支远段。冠脉造影证实导丝位于真腔,血流 TIMI 2~3 级。

3. 沿(GW2)Runthrough NS 送入 2.0mm×20mm 预扩张球囊至回旋支近段病变处,以 18atm 压力预扩张 LCX-LM,再沿(GW1)Runthrough NS 送入 2.0mm×20mm 球囊至前降支近、中段病变处,再以 18atm 压力预扩张,复查造影,前向血流 TIMI 3 级。

4. 沿 GW2 送入 stent1 DES 2.5mm×26mm 支架至回旋支近段病变处,支架近端覆盖左主干开口,精确定位后以 18atm 压力扩张释放,再送入 NC 3.0mm×10mm 球囊 24atm 后扩 stent1 近段。

5. 送入(GW3)Runthrough NS 导丝未能成功穿过网孔到达前降支远端,更换为(GW4)SION Blue 导丝穿过支架网孔到达前降支远端,沿(GW4)SION Blue 送入 2.0mm×20mm 球囊,以 18atm 压力扩张支架网孔,再送入 stent2 DES 2.75mm×24mm 支架至前降支近、中段病变处,近端覆盖前降支开口,精确定位后以 18atm 释放。

6. 分别沿 GW2 送入 NC 2.5mm×15mm 球囊以 18atm 后扩 stent1 近段、沿 GW4 送入 NC 2.75mm×15mm 球囊以 18atm 后扩 stent2 近段,最后以 12atm 完成对吻。

7. 沿 GW4 送入 NC 3.5mm×10mm 球囊 18~24atm 后扩 stent1 左主干部分。

8. IVUS 检查可见大量纤维斑块,前降支近段斑块负荷 92%,最小管腔面积 1.02mm^2;回旋支近段斑块负荷 91%,最小管腔面积 0.84mm^2;左主干斑块负荷 76%,最小管腔面积 2.34mm^2 术后前降支及左主干内支架膨胀、贴壁良好。前降支近段病变处管腔面积 6.57mm^2,左主干病变处管腔面积 8.36mm^2,回旋支 IVUS 导管无法通过。

9. 复查造影未见明显残余狭窄及夹层,前向血流 TIMI 3 级。术中共用碘佛醇 175ml。

【术中影像】

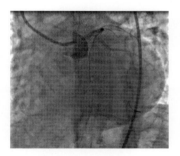

两根 Runthrough NS 导丝分别送达前降支、回旋支远端,冠脉造影证实导丝位于真腔,血流 TIMI 2~3 级

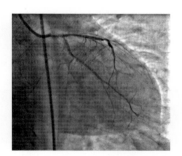

以 2.0mm×20mm 球囊分别对回旋支、前降支、左主干行预扩张,复查造影,前向血流 TIMI 3 级

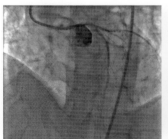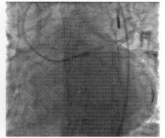

在 LM-LCX 植入 stent1 DES 2.5mm×26mm,支架定位;NC 3.0mm×10mm 球囊 24atm 对 stent1 进行近端优化

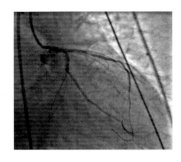

复查造影,前向血流 TIMI 3 级

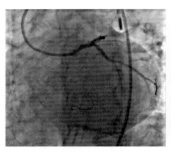
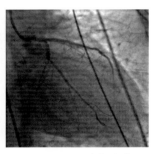

在前降支近端植入 stent2 DES 2.75mm×24mm,支架定位

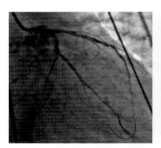
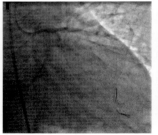
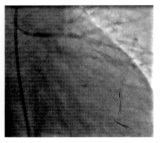

复查造影,前向血流 TIMI 3 级

分别以 NC 2.5mm×15mm 球囊 18atm 后扩 stent1,NC 2.75mm×15mm 球囊以 18atm 后扩 stent2,最后以 12atm 完成对吻

NC 3.5mm×10mm 球囊 18~24atm 后扩 stent1 左主干部分,完成近端优化

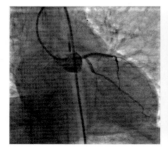
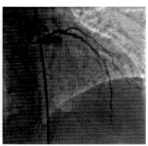

复查造影未见明显残余狭窄及夹层,前向血流 TIMI 3 级

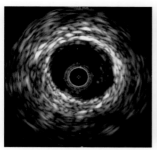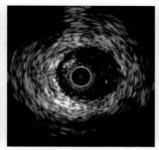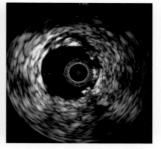

IVUS 检查结果：可见大量纤维斑块，前降支近段斑块负荷 92%，最小管腔面积 1.02mm^2，左主干斑块负荷 76%，最小管腔面积 2.34mm^2

回旋支近段斑块负荷 91%，最小管腔面积 0.84mm^2

术后前降支及左主干内支架膨胀、贴壁良好，前降支近段病变处管腔面积 6.57mm^2，左主干病变处管腔面积 8.36mm^2，回旋支 IVUS 导管无法通过，支架内未见明显夹层及组织脱垂，无血栓形成

【手术要点分析】

1. IABP 使用的指征　患者急性心肌梗死，心电图表现为广泛 ST 段压低（胸前导联为著），aVR 导联 ST 段抬高，提示三支病变或左主干病变，造影证实患者三支 + 左主干病变，根据指南有行左室辅助治疗的指征。

2. PCI 途径和指引导管的选择　造影显示严重的左主干钙化病变，支架、球囊、IVUS 导管等多种器械通过困难；并需采取双支架术式，双支架、双球囊、多根导丝同时送入；严重的钙化病变需要备用旋磨装置；这些实际情况都需要更大管腔的指引导管，故选用 7F 指引导管。

造影显示左主干开口严重狭窄，而钙化程度较重，术中既需要良好的导管支撑力但又不能造成左主干开口损伤；患者体重较小，发病时脉搏细数，桡动脉较为纤细，5F 造影导管通过已有较大阻力，难以承受 6F 以上导管；综合考虑，采取 JL3.5 7F 指引导管经股动脉途径完成该例手术。

3. 左主干分叉术式及分支植入支架先后、大小的选择　造影及 IVUS 检查显示左主干、前降支开口及近段、回旋支近段均有严重病变，为 Medina 分型中的 Type1∶1∶1 真性分叉病变，需采取双支架术式。

双支架经典术式有 Crush 技术、Culotte 技术、T-Stenting 技术和 V-Stenting 技术；双支架的改良技术有 Inverted Crush 技术、DK Crush（Double Kissing Crush）技术、Mini-Crush 技术、TAP（T stenting and small protrusion）技术和 Step V-Stenting 技术。欧洲分叉病变俱乐部（European Bifurcation Club，EBC）对于绝大多数分叉病变推荐的策略为：主支支架植入 + 近端优化技术，必要时分支支架植入（MV stenting with POT and provisional SB stenting）。当分支

血管直径>2.5mm,狭窄>50%,且狭窄长度超过分支开口>5mm 时,不适合 Provisional 术式,需直接考虑双支架术。目前尚无明确证据表明何种双支架术式更优,基于解剖和技术考虑,以及操作人员的偏好,是决定合适的分支支架植入策略的关键。本例采取 TAP 技术。

基于病变解剖特点,本例中术者将第一枚支架先植入 LM-LCX,主要考虑前降支、回旋支直径差距不大,LM-LCX 角度较大,如先植入 LM-LAD 支架,在第二枚支架通过支架网孔到达 LCX 可能有较大困难,操作不当有造成支架脱载、冠脉夹层等并发症的可能。

经 IVUS 测量回旋支病变远端直径约 2.5mm,左主干直径为 3.25~3.5mm,LM-LCX 支架直径选择为 2.5mm,首先主要基于,LCX 远端直径无法承受更大口径的支架;其次,2.5mm Resolute 支架最大可扩张至 3.5mm,亦可满足在左主干内的贴壁,术后 IVUS 也使这得到了证明。

4. IVUS 在左主干分叉病变介入治疗中的指导价值　IVUS 可以提供血管的横截面图像,不仅可以观察管腔形态,还可以观察管壁的结构,直接显像位于管壁上的病变。在左主干分叉病变介入治疗前,IVUS 可以准确评估分叉部位的斑块分布情况,直接测量分支开口及 LM 末端的 MLA/MLD,从而指导球囊、支架直径以及术式的选择。目前的循证医学发现当 LCX 开口管腔面积>4mm^2 或斑块负荷 ≤60% 时,可采用单支架技术;同时,IVUS 也能够准确评价斑块的钙化程度,如存在 360° 的环状钙化,及时应用切割球囊及旋磨预处理病变,从而获得最佳的支架植入效果。

在左主干分叉病变支架植入后,IVUS 可以准确评估支架植入后贴壁状况和病变覆盖程度,以达到优化支架植入的目的。目前认为:LM MLA<8.5mm^2 或者 LAD/LCX MLA<5.5mm^2,支架后扩张是必要的;此外,IVUS 还可以评估支架植入后分叉部位斑块和嵴移位导致的分支开口面积减少,多项研究均表明,无论选择何种术式,植入 DES 后,分支开口都是再狭窄发生率最高的部位,而 PCI 术后的 MLA 是其主要的决定因素;单支架植入术后,LCX 开口部位 MLA>4.0mm^2 者的分支开口再狭窄比例远远低于 MLA ≤4.0mm^2 者。同样,在双支架植入术后,LCX 开口部位 MLA ≤5.5mm^2 者的分支开口再狭窄比例远远高于 MLA>5.5mm^2 者。

(曹毅)

病例 6　"速冻水饺"引发的故事——一波三折的青年女性心肌梗死

【基本情况】

女性,38 岁。

[主诉] 反复上腹痛伴恶心、呕吐、大汗 2 周,加重 5 天。

[病史] 2013 年 7 月 26 日晚患者食用"未煮熟速冻水饺"后出现上腹部疼痛,伴明显恶心、呕吐,呕吐物为胃内容物,伴胸闷、心慌、大汗、左上肢麻木等;无呕血,无反酸、胃灼热,无咳嗽、呼吸困难等,先后就诊于两家三甲医院,均按照消化道疾病给予抑酸、保护胃黏膜、止吐等治疗,症状未见明显好转。期间患者自行曾服用喹诺酮类抗生素。

2013 年 8 月 9 日收入笔者医院消化科,给予奥美拉唑、甲氧氯普胺、替普瑞酮等治疗并急查心电图,急抽血查生化、心肌酶等。

[入院诊断(消化科)]

腹痛、呕吐待查。

急性胃炎?

肠系膜上动脉综合征?

[冠心病危险因素]

无高血压、糖尿病、冠心病等慢性病史。

无吸烟、酗酒史。

已婚,未生育,月经正常。

无早发心血管病家族史;否认冶游史。

[体格检查] 体型瘦小,营养正常。脉搏 68 次 /min,呼吸 17 次 /min,血压 110/70mmHg。双肺呼吸音清,未闻及干湿性啰音。心前区无隆起,心相对浊音界正常,心率 68 次 /min,心音正常,主动脉瓣第一和第二听诊区可闻及 Ⅲ/6 级舒张期杂音。腹部平坦,无腹壁静脉曲张及肠形蠕动波。剑突下有明显压痛,无肌紧张及反跳痛,无液波震颤感,无振水音,全腹未触及包块,肝脾肋下未及,莫菲氏征(−),双肾未触及,腹部叩诊呈鼓音,移动性浊音阴性,肠鸣音正常。

［心电图］

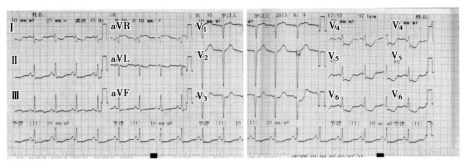

aVR 导联 ST 段抬高，V_1~V_3 导联 R 波递增不良，Ⅰ、aVL、Ⅱ、aVF、V_3~V_6 导联 ST 段压低

［心脏彩超］升主动脉内径 31mm，室间隔 7mm，左室舒张末期直径 49mm；左室前壁、下壁及室间隔运动幅度减低；主动脉瓣中度关闭不全；二尖瓣、三尖瓣轻度关闭不全；卵圆孔未闭（2mm）；LVEF 48%。

［入院后检验］

［血脂］总胆固醇 4.5mmol/L，甘油三酯 1.24mmol/L，高密度脂蛋白胆固醇 0.78mmol/L，低密度脂蛋白胆固醇 1.94mmol/L。

［血糖］空腹血糖 4.9mmol/L，糖化血红蛋白 5.5%。

［肝功能］丙氨酸氨基转移酶 60U/L，天冬氨酸氨基转移酶 83U/L。

［肾功能］肌酐 77μmol/L，尿素 5.2mmol/L。

［急查心肌损伤标志物］cTnI 11.066μg/L，CK 158.0U/L，CK-MB 25.0U/L。

［呕吐物潜血试验］（+）。

［B 型尿钠肽］941pg/ml。

心内科急会诊，根据肌钙蛋白Ⅰ升高、心电图改变和临床症状考虑急性前壁心肌梗死。

［更正诊断］

1. 冠状动脉粥样硬化性心脏病　急性前壁心肌梗死　心功能 Killip Ⅰ级。

2. 急性胃黏膜损伤。

［用药方案］

抗血小板：

　　阿司匹林肠溶片 300mg 负荷量，100mg，口服，1 次 /d。

　　硫酸氯吡格雷片 600mg 负荷量，75mg，口服，1 次 /d。

降脂：

　　瑞舒伐他汀钙片 10mg，口服，1 次 / 晚。

扩冠：

　　单硝酸硝酸异山梨酯缓释片 40mg，口服，1 次 /d。

β 受体阻滞剂：

　　琥珀酸美托洛尔缓释片 47.5mg，口服，1 次 /d。

ACEI：

　　福辛普利钠片 2.5mg，口服，1 次 /d。

抑酸、保护胃黏膜：

　　泮托拉唑肠溶片 40mg，口服，1 次 /d。

　　替普瑞酮片 50mg，口服，3 次 /d。

［是否行急诊冠脉造影］

　　指征：①根据心肌损伤标志物和心电图表现等明确诊断心梗；②发病虽已 2 周，仍反复胸闷、上腹痛，伴出汗等症状；③心电图 aVR 导联 ST 段抬高，V_1~V_3 导联 R 波递增不良，Ⅰ、aVL，Ⅱ、aVF，V_3~V_6 导联 ST 段压低，提示左主干病变可能，随时有猝死的风险。

　　风险：患者呕吐物潜血阳性，存在消化道大出血的风险。

　　反复向患者及家属交代病情及急诊介入的利弊后，患者及家属同意行冠脉造影。

［冠脉造影］

2013 年 8 月 9 日

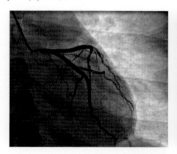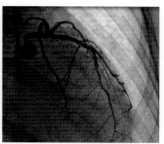

TIG 多功能造影管左右冠脉起源正常，呈右优势型分布；LM 开口呈鸟嘴样，造影管到位后压力明显下降，可见左主干开口呈鸟嘴样，局限性狭窄>80%，血流 TIMI 3 级；LAD 未见明确狭窄，LCX 未见明确狭窄血流 TIMI 3 级

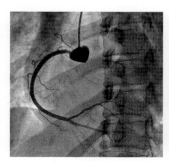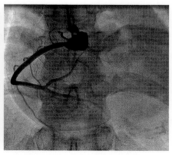

右冠造影，右冠开口 50% 狭窄，在头位造影时可见主动脉瓣大量反流

　　下一步策略：对 LM 开口病变行 IVUS 检查进一步明确病变性质，以及决定是否干预。

【手术实录】

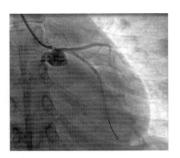

右侧桡动脉途径，使用 6F JL3.0 指引导管（自制侧孔）到达左冠开口，Wire1 Runthrough NS 到达 LCX 远端

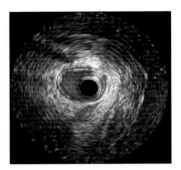

送入 IVUS 导管至 LCX 近段，行 LCX-LM IVUS 检查

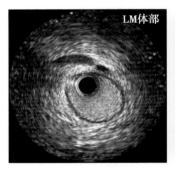

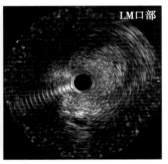

LCX 至 LM 体部三层结构清晰可见，未见明显斑块；血管内回声信号较强，考虑血流较慢所致；左主干体部参考直径约 3.5mm，LM 口部病变最小管腔面积 3.43mm^2，"斑块负荷" 72%，病变未见脂质成分及钙化等

　　患者诊断急性心肌梗死，心电图提示左主干病变可能，冠脉造影提示左主干开口重度狭窄，IVUS 检查结果提示左主干开口最小管腔面积仅 3.43mm^2，决定干预 LM 开口病变。

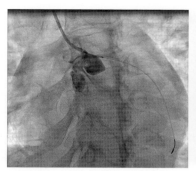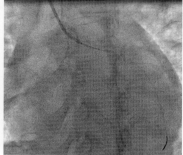

LM 开口 PCI：DES 3.5mm × 12mm 16atm 释放 3.5mm × 10mm NC 球囊
18、22atm 后扩张

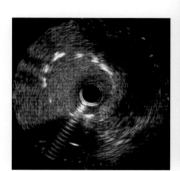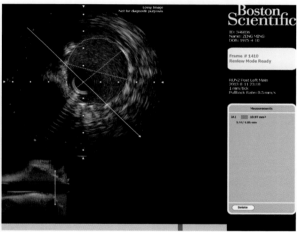

复查 IVUS：术后支架贴壁和膨胀均良好，LM 开口病变处管腔面积 10.97mm^2
（术前 3.43mm^2）

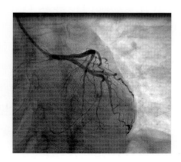

最终造影结果支架膨胀良好，未见夹层

急诊手术结束了,但对病例的深入讨论和思考并没有结束!

该病例存在的疑点:

(1)患者为青年女性,仅 38 岁,月经正常,体型偏瘦、经常锻炼,不吸烟、不酗酒。

(2)无高血压、高胆固醇、糖尿病、早发心血管疾病家族史等危险因素,无外周动脉粥样硬化。

(3)心血管病变特点:①左右冠脉均为开口病变,LM 开口存在重度狭窄;IVUS 检查无脂质成分、钙化等动脉粥样硬化斑块的成分。②体格检查主动脉瓣第一和第二听诊区可闻及Ⅲ/6 级舒张期杂音;造影发现存在主动脉瓣大量反流;超声提示主动脉瓣中度关闭不全。

[思考]该患者的心血管病变并非动脉粥样硬化所致,而是由其他疾病所致? 能否用一元化解释?

【寻找真相的过程】

[鉴别诊断]

1. 风湿性心脏瓣膜病

简称风心病,是指由于 A 组溶血性链球菌感染、风湿热活动,累及心脏瓣膜而造成的心脏病变,是我国常见的心脏病之一,多见于 20~40 岁成人,女性多见,主要累及心脏瓣膜,以二类瓣最常见,其次为主动脉瓣,常同时存在瓣膜狭窄合并关闭不全。

支持点:①青年女性;②主动脉瓣中度关闭不全,二尖瓣、三尖瓣轻度关闭不全;③血沉 32mm/h,CRP 12.7mg/L,均升高。

不支持点:①向患者及家属反复追问病史,无风湿热、无大关节痛等病史;②风心病瓣膜病变以狭窄并关闭不全为主,而患者以关闭不全为主;③用风心病不能解释冠脉开口病变;④查抗"O"、类风湿因子等正常范围。

2. 主动脉病变

主动脉病变可以累及冠状动脉开口,主动脉增强 CT 结果提示:主动脉无夹层、缩窄等,主要分支均未见明显病变;虽然升主动脉内径最宽 35mm,但相较于患者娇小的体型和降主动脉,升主动脉增宽明显。

3. 病毒性心肌炎　病毒感染引起的心肌局限性或弥漫性的急性或慢性炎症病变属于感染性,心肌疾病,多种病毒可引起心肌炎,其中以引起肠道和上呼吸道感染的病毒感染最多见,其中柯萨奇病毒 B 组病毒是最主要的病毒,其他如腺病毒、流感、副流感病毒、麻疹病毒、腮腺炎病毒、乙型脑炎病毒、肝炎病毒、带状疱疹病毒、巨细胞病毒等,部分心肌炎患者可出现心电图改变、心肌酶升高等,重症心肌炎患者可出现心力衰竭、心源性休克和猝死。

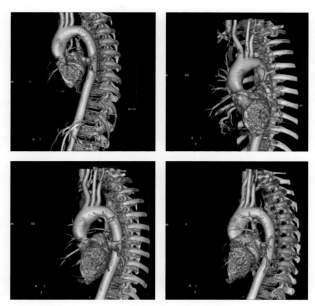

主动脉 CTA 结果：主动脉无夹层、缩窄等，主要分支均未
见明显病变；升主动脉内径最宽 35mm

　　患者有食用未煮熟的食物史，有胃肠道症状，是否由于肠道病毒感染导致
了病毒性心肌炎，但患者病毒学检测如单纯疱疹病毒抗体、巨细胞病毒抗体、
风疹病毒抗体、EB 病毒抗体、柯萨奇病毒抗体均为阴性，因此心肌炎诊断依据
不足。

4. 自身免疫病

　　自身免疫病如系统性红斑狼疮（SLE），常累及心血管系统，SLE 心脏损
伤类型：心包炎（12%~48%）；心脏压塞（＜3%）；心肌炎（10%~40%）；心力衰竭
（7%~36%）；Libman-Sacks 心内膜炎（13%~74%）；冠状动脉病变（25%~45%）。

　　SLE 冠脉病变机制：免疫复合物损伤血管内膜→脂质沉积；类固醇治疗
影响血脂、血糖代谢、升高血压；肾脏病变血压升高等。

　　女性 SLE 患者发生冠脉事件的危险性 5 倍于正常女性；35~44 岁女性
SLE 患者心肌梗死发生率比同年龄组正常女性高 52.3 倍。

　　不支持点：①患者无反复发热、乏力、体重减轻等；②无蝶形红斑、反复口
腔溃疡、脱发、光过敏等；③无关节疼痛、肌痛等；④无肾功能损伤，无血尿等，
尿蛋白阴性，血肌酐 77μmol/L；⑤抗核抗体等自身抗体检测均为阴性。

5. 安卡相关性血管炎

是一组与血管坏死及炎症有关的疾病，本病是西
方国家最常见的自身免疫性疾病之一。多数病因不明，少数病因较明确，如血
清病、药物变态反应及感染，乙型肝炎病毒已证实是长期多种安卡相关性血管

炎的病因,进而又发现中华巨细胞病毒、单纯疱疹病毒、成人 T 细胞白血病病毒,均能引起安卡相关性血管炎,其主要临床症状有:①发热、贫血、肺和肾功能损害、血沉增快等;②头晕,走路不稳等,抗中性粒细胞胞质抗体(ANCA)为其重要的血清学诊断依据,该患者 ANCA 抗体检测阴性。

6. 川崎病 全称黏膜皮肤淋巴结综合征(mucocutaneous lymph node syndrome,MCLS),本病是一种以全身血管炎为主要病变的急性发热出疹性小儿疾病,高发年龄为 5 岁以下婴幼儿,男多于女,成人及 3 个月以下小儿少见。临床多表现可有发热、皮疹、颈部非脓性淋巴结肿大、眼结合膜充血、口腔黏膜弥漫充血、杨梅舌、掌跖红斑、手足硬性水肿等。由于本病可发生严重心血管并发症而引起人们重视,未经治疗的患儿发生率达 20%~25%。

冠状动脉病变主要为:冠状动脉扩张及冠状动脉瘤,该患者无反复发热病史、无多形性红斑等,免疫球蛋白等相关结果阴性;冠脉造影结果也不符合该病特征。

7. 多发性大动脉炎 是主动脉及其主要分支的慢性非特异性炎症性疾病,常引起多发性动脉狭窄和闭塞。本病可侵及含弹性纤维的大、中动脉,其中以主动脉弓及其分支最为常见,其次为胸、腹主动脉及其分支,冠状动脉和肺动脉等亦可累及,但一般不侵及肢体的中、小动脉。该病青少年多见,发病年龄多在 5~40 岁,女性:男性≈ 7~8∶1,病变血管超声检查显示血管壁增厚通常表现为弥漫性环形增厚,呈"通心面征",管壁增厚造成狭窄往往呈向心性。

按照中华医学会风湿病学分会《2011 大动脉炎诊断及治疗指南》,推荐采用 1990 年美国风湿病学会诊断标准,共 6 条诊断标准:①发病年龄<40 岁;②肢端运动障碍,上肢为主;③上肢动脉搏动减弱;④两上肢血压差>10mmHg;⑤锁骨下动脉或主动脉区闻及杂音;⑥动脉造影异常,以上 6 条符合 3 条即可诊断,该患者仅符合第一条,故诊断依据不足。

8. 其他原因 如感染、肿瘤等。
病毒学和肿瘤标志物检测阴性且无肿瘤临床证据。
山重水复疑无路,柳暗花明又一村。
同家属交谈过程中其家属无意中提到在既往检查中曾怀疑"梅毒"。患者是否存在梅毒?术前曾抽血查传染病相关检测,发现梅毒抗体结果为待复查!3 天后梅毒三联试验结果回报:梅毒血清特异性抗体(酶联法)(+);梅毒血清特异性抗体(TPPA 法)(+);梅毒血清反应素试验(RPR 法)(+);梅毒快速反应滴度:1∶4。

问题一:是否能够诊断梅毒?

梅毒的诊断标准有三项:①流行病学史:患者本人否认流行病学史,经过与家属反复沟通后确定流行病学史。②特异性皮肤表现:一期梅毒主要为硬下疳(chancre);二期梅毒的皮肤损害有梅毒性玫瑰疹、丘疹性梅毒疹、脓疱性梅毒疹等；三期梅毒（晚期）的皮肤损害有：结节性梅毒疹、梅毒性树胶肿（syphilitic gumma）、近关节结节等，经追寻病史，曾有玫瑰疹样皮肤表现。③实验室检查：入院后梅毒相关实验室检查均为阳性，根据这三项结果，可以确诊为梅毒。

问题二：该患者的心血管表现是否由梅毒所致？

梅毒性心血管损伤的主要表现有以下五项：①单纯性梅毒性主动脉炎：该患者无外周动脉粥样硬化的证据，LM 开口处重度狭窄，IVUS 检查无典型的动脉粥样硬化的表现，可能是由梅毒性主动脉炎所致；②梅毒性主动脉瓣关闭不全：体格检查，冠脉造影时发现均提示存在主动脉瓣关闭不全，心脏彩超结果明确主动脉瓣中度关闭不全；③梅毒性主动脉瘤：该患者主动脉 CTA 结果提示升主动脉内径 35mm，根据患者的体型娇小（身高 152cm，体重 42kg），并且和降主动脉相比可以认为患者存在升主动脉扩张；④冠状动脉口狭窄：造影结果提示左右冠脉开口均存在狭窄，尤其是左主干开口为重度狭窄；⑤梅毒性心肌树胶肿：未行心肌活检，未能确定。

该患者心血管病变与梅毒性心血管损伤中的①②③④项均符合，因此可以认定该患者为心血管梅毒。

问题三：该患者为先天性还是获得性梅毒？

从梅毒感染侵犯主动脉壁及主动脉瓣瓣环至出现严重的病理改变，一般需要 10~25 年。该患者年龄为 38 岁，出现晚期梅毒的年龄偏小，有医生提出是否为先天性梅毒，先天性梅毒由患病孕妇经胎盘传给胎儿，其经过与后天梅毒相似，特点是不发生一期梅毒的一些表现。该患者 10 余年前有流行病学史，另其同卵双胞胎妹妹和其母亲在后期查梅毒相关抗体为阴性，心脏彩超无瓣膜病变，故该患者为后天获得性梅毒。

后续治疗：在 PCI 用药的基础上加用青霉素。

青霉素对梅毒螺旋体有杀灭作用，是最有效的抗生素，首选长效青霉素。

普通青霉素 640 万单位，静脉滴注，1 次 /8h。

1 周后改为苄星青霉素 240 万单位，肌内注射，一周一次。

4 周后复查 RPR 抗体滴度降低为 1∶2。

最后更正诊断：

梅毒（后天获得性）。

心血管梅毒。

左主干开口狭窄。

急性心肌梗死（2 型）。

右冠开口狭窄。

主动脉瓣关闭不全（中度）。

升主动脉扩张。

【病例讨论要点】

1. 以消化道症状为主要表现的急性心肌梗死

(1) 该患者食用"未煮熟速冻水饺"后出现反复上腹痛伴恶心呕吐等症状,前后就诊数家三甲医院均按照消化道疾病诊治;入院后查肌钙蛋白升高,心电图改变,根据心肌梗死全球最新定义可以明确诊断急性心肌梗死。

(2) 此类以腹痛、腹泻、呕吐等为主要表现的急性心肌梗死,易误诊为急性胃肠炎、急性胃炎、消化性溃疡、胆囊炎、阑尾炎、胰腺炎等。

(3) 急性心肌梗死出现消化道症状的机制有:①下壁心肌缺血缺氧时刺激迷走神经反射性地引起恶心、呕吐、腹痛等症状。②非下壁心肌梗死消化道症状的原因有:急性心肌梗死时由于迷走神经兴奋占优势,导致部分患者会出现以腹痛为主的症状;急性心肌梗死的牵涉痛反射到了腹部;急性心肌梗死时腹部内脏的反射反应引发腹痛;心肌梗死时,由于心脏排血量降低,致组织灌注不足,造成胃肠道血液循环紊乱。③同时合并消化道疾病如胃肠系膜栓塞或急性胃黏膜损伤等。

因此,对于不明原因的急性腹痛等消化道症状的患者,尤其是症状较重且不能完全用消化道疾病解释的患者,应警惕急性心肌梗死的可能,要及时查心电图并动态观察心电图变化,同时结合心肌损伤标志物的检查以免误诊,耽误最佳抢救时机。

2. IVUS 在本病例中应用的意义

(1) 对于左主干病变,推荐常规使用 IVUS 进行指导:术前对病变程度、性质、累及范围进行精确判断,术中对支架直径和长度的选择,术后避免支架贴壁不良和膨胀不全等,减少手术并发症等。

(2) 本病例冠脉造影时发现左主干开口严重狭窄,术中 IVUS 检查发现开口狭窄处无脂质成分、钙化等动脉粥样硬化斑块的典型成分,血管的其余部位亦无动脉粥样硬化,结合 IVUS 结果,我们对该患者的心肌梗死原因是否是动脉粥样硬化所致产生怀疑,在术后积极思考并查找原因,最终诊断为心血管梅毒,左主干开口和右冠开口狭窄均为梅毒性心血管损伤所致。

3. "速冻水饺"及"一波三折"的诊断过程 该患者食用"未煮熟的速冻水饺"后出现消化道症状,最初认为是急性胃肠炎等消化道疾病,除了抑酸、保护胃黏膜等治疗外,曾服用喹诺酮类等抗生素。梅毒治疗中存在吉海(Jarish-Herxheimei)反应,在使用抗生素治疗后梅毒螺旋体死亡可发生局部水肿加重及瘢痕挛缩,引起重要脏器的严重功能障碍,可导致冠脉开口狭窄的加重。

该患者诊治过程存在一波三折,以消化道症状为主要表现,一直在各大医院消化科就诊,按照消化道疾病诊治入笔者医院后根据心电图和心肌酶结果诊断急性心肌梗死,行急诊冠脉造影 +IVUS 检查 + 支架植入;但 IVUS 结果无典型的动脉粥样硬化表现,因此对本病例是否为原发的冠脉事件产生怀疑,进行了大量而细致的鉴别诊断。最后根据流行病学史、临床表现和实验室检查结果诊断心血管梅毒。因此,应根据患者的临床表现以及相关检查结果抽丝剥茧,寻找疾病的真相,及时调整诊断和治疗策略。

4. 梅毒性冠状动脉开口狭窄植入支架是否合理　对于梅毒性冠状动脉开口狭窄,目前尚没有指南或专家共识明确指出是否应植入支架。

(1)本例患者根据心电图、临床症状、心肌酶等明确诊断急性心肌梗死,并且心电图表现提示左主干病变可能;急诊冠脉造影提示左主干开口重度狭窄、IVUS 检查 LM 开口处最小管腔面积 3.43mm²,明确有支架植入指征。

(2)吉海(Jarish-Herxheimei)反应:梅毒治疗中存在吉海反应,又称治疗后剧增反应,常发生于首剂抗梅毒药物治疗后数小时,并在 24 小时内消退常见于早期梅毒,在晚期梅毒中发生率虽不高,但反应较严重,特别是在心血管梅毒和神经梅毒患者中可危及生命,甚至猝死。

(3)梅毒治疗指南建议:心血管梅毒、神经梅毒与各种内脏梅毒,在用青霉素抗梅毒治疗前最好结合有关专科进行处理,并慎重地进行抗梅毒治疗,以免发生水肿加重及瘢痕收缩所引起的重要脏器的严重功能障碍。

结合以上因素,我们认为,应根据患者临床情况、冠脉病变严重程度、抗梅毒治疗风险综合进行评估,在部分风险较高的患者植入支架可能是合理的。

（裘毅钢　李田昌）

病例 7 蹊跷的左主干开口支架脱载

【基本情况】

男性,86 岁。

[主诉] 发作性胸痛 7 年,加重 14 天。

[病史] 2012 年起患者无明显诱因反复出现胸骨后疼痛,无恶心、呕吐,无大汗,无晕厥及呼吸困难等,含服硝酸甘油有效,在当地医院诊断为"冠心病、不稳定型心绞痛",并行冠状动脉造影 +PCI 术,于左主干及前降支共植入支架 2 枚(未提供影像资料)。术后坚持口服阿司匹林肠溶片、氯吡格雷、阿托伐他汀钙片等药物治疗,无胸痛发作。

2019 年 5 月无明显诱因再次出现胸痛、胸闷、大汗等症状。在当地医院再次行冠状动脉造影检查,结果提示左主干和前降支原支架内通畅,前降支原支架远段外狭窄 85%,球囊预扩张狭窄处后,支架不能通过左主干,反复尝试后支架在左主干开口脱载,当地医院经尝试后取出脱载支架(未提供光盘资料),但未再继续完成支架植入。

术后继续口服阿司匹林肠溶片、氯吡格雷、阿托伐他汀钙片、曲美他嗪片等药物治疗,但仍反复出现胸痛症状,当地医院未再尝试 PCI 术,1 个月后辗转来到笔者医院。

[入院诊断]

1. 冠状动脉粥样硬化性心脏病 不稳定型心绞痛 冠脉支架植入术后。

2. 外周动脉粥样硬化(双侧颈动脉,双下肢动脉)。

[冠心病危险因素]

1. 男性,年龄>65 岁。

2. 吸烟史 50 余年,每日 20~30 支;现未戒烟,每日 3~5 支。

3. 全身多发动脉粥样硬化,双侧颈动脉、双下肢动脉多发斑块。

[体格检查] BP 140/82mmHg,HR 68 次 /min,律齐,心脏各瓣膜听诊区未闻及病理性杂音和额外心音,双肺呼吸音清,未闻及明显干湿性啰音和胸膜摩擦音,双下肢无水肿,周围血管征阴性。

[超声心动图] 心脏各房室腔、主动脉内径正常;心室壁及室间隔厚度正常,运动幅度正常;各瓣膜形态及运动正常;左室舒张功能减低,LVEF 60%。

［入院心电图］

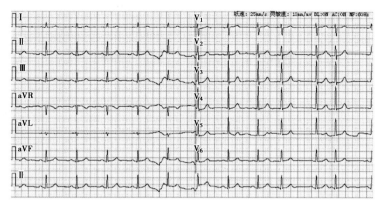

窦性心律,心电轴正常范围,房性期前收缩

［入院后检验］

血脂:总胆固醇 3.13mmol/L,甘油三酯 1.18mmol/L,高密度脂蛋白胆固醇 1.04mmol/L,低密度脂蛋白胆固醇 1.71mmol/L,血清脂蛋白(a)1 197mg/L。

血糖:空腹血糖 4.33mmol/L,糖化血红蛋白 5.5%。

肝功能:丙氨酸氨基转移酶 8.4U/L,天冬氨酸氨基转移酶 18.8U/L,总蛋白 64.5g/L,白蛋白 35.8g/L。

肾功能:肌酐 101.7μmol/L,尿素 5.2mmol/L,eGFR 57.29ml/min。

心肌损伤标志物:cTnI,CK-MB 均不高。

［入院后用药］

抗血小板:

　　阿司匹林肠溶片 100mg,口服,1 次 /d。

　　硫酸氯吡格雷片 75mg,口服,1 次 /d。

降脂:

　　瑞舒伐他汀钙片 10mg,口服,1 次 / 晚。

扩冠:

　　硝酸异山梨酯片 10mg,口服,4 次 /d。

β 受体阻滞剂:

　　琥珀酸美托洛尔缓释片 23.75mg,口服,1 次 /d。

保护胃黏膜:

　　泮托拉唑 40mg,口服,1 次 /d。

［患者血管重建指征］已优化药物治疗,仍反复出现胸痛症状。

［对患者提供外院支架手术视频分析］

1. 原支架信息　2012 年植入的 LM 和 LAD 原支架通畅,两支架未相连;

原 LM 支架远端未过前三叉,支架近端定位于 LM 开口。

2. 血管病变信息　mLAD 原支架外 85% 狭窄;mRCA 80% 狭窄。

3. 介入治疗信息　①指引导管:EBU;② Wire 通过病变,预扩球囊扩张 LAD 狭窄最重处;③支架不能通过 LM 开口处,先后采用双导丝技术、Guidezilla 辅助,支架均不能通过;④支架在 LM 开口处脱载;⑤脱载支架在肘关节远端取出。

4. 取出脱载支架后桡动脉损伤,造影剂局部外渗。

5. 分析外院 LM 开口支架脱载可能的原因。

(1)原支架突出 LM 开口过多。

(2)原支架贴壁不良 / 膨胀不全等。

(3)EBU 指引导管顶在 LM 口部支架上,导致口部支架变形。

(4)Wire 直接从原支架网眼通过或 Wire 从支架和血管壁之间通过。

(5)其他原因。

【入院后造影】

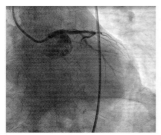
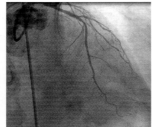
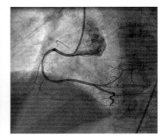
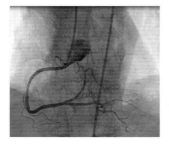

左右冠状动脉起源正常,呈右优势型;左主干原支架通畅,未见明显狭窄;前降支近中段原支架通畅,支架以远局限性狭窄 85%,前降支远段可见心肌桥,收缩期压缩 30%,余未见明显狭窄,前向血流 TIMI 3 级;回旋支近段节段性狭窄 50%,前向血流 TIMI 3 级;右冠中段弥漫性病变,狭窄最重 80%,前向血流 TIMI 3 级

[介入治疗策略]外院 PCI 过程中球囊能通过 LM,但支架不能通过,采用双导丝技术、Guidezilla 辅助,支架均不能通过,最后支架在 LM 开口处脱载,所以我们考虑:①此次 PCI 首先处理 LAD 中段处病变;如果顺利则同期处理 RCA 中段病变;②处理 LAD 中段病变时需先用腔内影像明确 LM 开口处的结构特征;③入路选择:右桡动脉处在取出支架时出现血管损伤,且存在上臂肿胀等,故考虑股动脉入路,而且股动脉入路可以选择更大直径的指引导

管；④指引导管选择：考虑有可能原支架突出 LM 开口过多，EBU、XB、BL 等指引导管可能导致 LM 口部处支架变形甚至损毁，所以首先选择 Judkin 指引导管。

【手术实录】

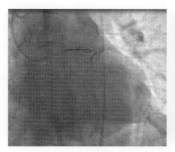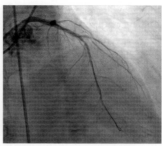

右侧股动脉途径，JL4.0 指引导管到达左冠开口，Wire1 Runthrough 用常规方法到达 LAD 远端，Wire2 Runthrough 用 Knuckle 的方法到达 LAD 远端

从 Knuckle 导丝送入 IVUS 导管，行 IVUS 检查：

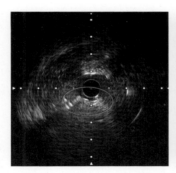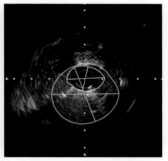

LM 开口处结构，左主干开口处原支架变形，红色圆圈范围内为变形的原支架，LM 开口面积 7.60mm^2，其中支架内面积 2.41mm^2，支架和血管之间的面积 5.19mm^2，LM 参考直径为 4mm

左主干体部原支架贴壁良好，参考直径 4.0mm；考虑第一次支架植入时支架贴壁良好，推测左主干口部支架损毁变形由第二次 PCI 操作所致可能性较大。

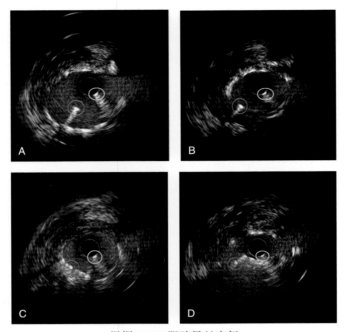

根据 IVUS 跟踪导丝走行

A、B、C、D 均为左主干口部影像,红色圆圈内为 Wire1,A、B、C 导丝在支架内,D 导丝在支架外,说明导丝在 LM 口部从原支架外穿网眼到支架内;黄色圆圈内为 Wire2 Knuckle 导丝,始终走行于原支架内

原支架突出至主动脉部分距左主干开口下缘 2.88mm,mLAD 病变处最小管腔面积 2.33mm^2,斑块负荷 80%,IVUS 检查过程中可见气泡伪影。

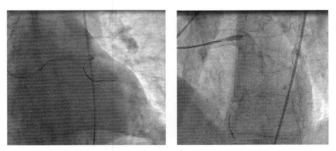

沿 Knuckle 导丝先后送入 balloon1 2.0mm × 20mm 18atm,balloon2 4.0mm × 10mm NC 球囊 16atm 扩张 LM 开口处

复查 IVUS,提示 LM 开口处原变形的支架重塑形良好。

在 balloon1 2.0mm × 20mm 引导下送入 4 进 6 子母导管到达 mLAD 病变处,目的是减少 LM 处支架对后续器械通过的影响。

balloon1 2.0mm×20mm 18atm 预扩张 mLAD 狭窄处,送入 DES2.75mm×16mm 至 mLAD 病变处,定位后以 12atm 扩张释放,balloon3 2.75mm×10mm NC 球囊 16~20atm、balloon4 3.0mm×10mm NC 球囊 16atm 后扩张支架。

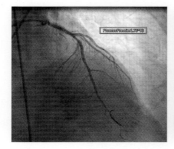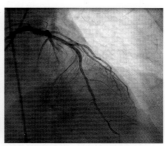

前降支中段送入支架并释放后造影结果

退出 4 进 6 子母导管,balloon2 4.0mm×10mm 16atm NC 球囊再次扩张 LM 开口处后复查 IVUS,提示:① mLAD 支架贴壁良好,最小管腔面积 5.4mm^2;② LM 开口处原支架塑形和贴壁良好,开口处面积 14.70mm^2。

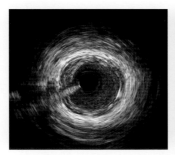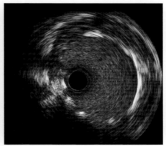

mLAD 支架贴壁良好,最小管腔面积 5.4mm^2;LM 开口处原支架塑形和贴壁良好,开口处面积 14.70mm^2

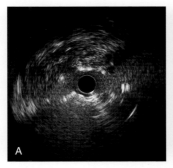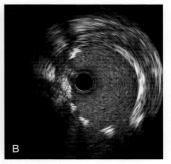

LM 开口处术前术后对比
A. 术前,支架变形;B. 术后,支架重塑形良好

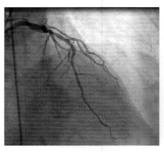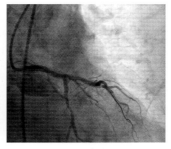

左冠最终造影结果,未见残余狭窄与夹层等,血流 TIMI 3 级

同期处理 mRCA 处病变,JR4 指引导管,Runthrough,DES 3.0mm × 33mm 16atm;3.25mm × 15mm NC 球囊以 16~18atm 后扩张。

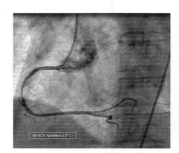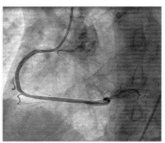

右冠支架前后影像,中段狭窄病变支架后消失

【手术要点分析】

1. **外院发生支架脱载后,如何利用有限的信息分析支架脱载可能的原因** 外院介入操作时发生支架脱载,当地医生认为支架脱载"太过蹊跷,毫无道理",而且未提供完整的光盘和病例信息。我们利用患者提供的一段手机视频,根据有限的影像资料,结合我们的经验,认为支架脱载可能的原因为:①原支架突出 LM 开口过多;②原支架贴壁不良 / 膨胀不全等;③ EBU 指引导管顶在 LM 口部支架上,导致口部支架变形;④ Wire 直接从原支架网眼通过或 Wire 从支架和血管壁之间通过,最后 IVUS 的检查结果证实了我们的预测。

2. **在 LM 口部发生支架脱载后,再次 PCI 选择器械的一些经验**

(1)指引导管选择:考虑外院支架脱载的可能原因之一为原支架突出左主干过多,EBU、XB、BL 等指引导管的形态特征可能导致 LM 口部处支架变形,所以我们首先选择 Judkin 指引导管。

(2)导丝操控:本例第一根导丝用常规技术;第二根导丝用 Knuckle 导丝技术通过 LM 开口,保证其在原支架内通过;后续的 IVUS 检查亦证实 Knuckle 导丝全程在原支架内。

（3）先处理 LM 开口，使变形的原支架重新塑形，避免其对后续器械通过的影响。

（4）使用 4 进 6 子母导管的目的亦在于避免原支架对后续支架植入的影响，顺利完成手术；亦可使用 5 进 6、Guidezella 等，根据导管室配备情况选用。

3. IVUS 检查对明确支架脱载处结构特征和分析支架脱载原因的作用

IVUS 显示原支架脱载部位即 LM 口部的结构特征：①原支架突出至主动脉部分过长，IVUS 显示支架近端边缘距左主干开口下缘 2.88mm；②左主干开口处原支架变形，支架内面积仅 2.41mm^2，而支架梁和血管壁之间的面积 5.19mm^2，故导丝有较大的可能性从支架梁和血管壁之间通过；③IVUS 追踪导丝走行：Knuckle 导丝全程在原支架内，而常规方法送入的 Wire1 在 LM 口部穿原支架网眼；④左主干体部参考直径 4.0mm，原支架贴壁良好，故考虑第一次支架植入时支架贴壁良好，口部支架损毁变形由第二次 PCI 操作所致可能性较大。

根据 IVUS 结果，我们分析 LM 口部支架脱载的可能原因：①外院第一次 PCI 时左主干支架突出左主干口部过长；②外院第二次 PCI 时选用 EBU 指引导管，因为其形态特征，导管到位后顶在突出左主干外的支架上，使口部的支架变形；③导丝从变形支架的网眼通过，这也解释了外院第二次 PCI 过程中预扩囊能通过，但是支架不能通过；④第二次 PCI 时支架不能通过变形的原支架网眼，另 Guidezilla 等操作可能加重原口部支架的变形，最后回撤时卡在原支架网眼，造成支架脱载。

（裴毅钢　殷忠　李田昌）

第三节　腔内影像在分叉病变中的应用

病例 1 OCT 指导双分叉病变介入治疗

【基本情况】

男性,68 岁。

[主诉]活动后胸闷、憋气 1 年,加重 10 天。

[现病史]患者 1 年前开始出现活动后胸闷、憋气症状,伴有后背部疼痛,就诊于当地医院行 CT 检查提示 LAD 中远段可见中重度狭窄,其他血管轻中度狭窄,给予优化药物治疗,症状缓解。6 个月前症状再次出现,后背部疼痛症状加重,活动耐量下降,伴有胸痛,含服硝酸甘油或休息症状可缓解。10 天前症状明显加重,就诊于当地医院,造影显示三支血管病变,故就诊于笔者医院。

CHD 危险因素:吸烟 40 年,戒烟 1 年;否认高血压、糖尿病、家族史等其他危险因素。

[查体]BP 138/78mmHg;HR 72 次 /min;BMI 29.1kg/m^2,其他查体未见异常。

[诊断]冠心病　不稳定型心绞痛。

【造影资料】

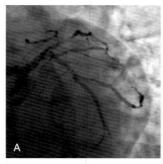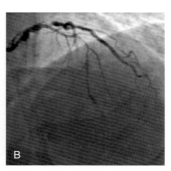

左冠造影可见 LM 末端中度狭窄,LAD 弥漫狭窄,病变一直累及到发出 D2,狭窄最重约 95%,位于发出 D1 和发出 D2 之间;D1 近端弥漫狭窄,最重约 90%;D2 开口局限狭窄,约 70%~80%;LCX 开口局限性重度狭窄,约 80%,中段发出 OM2 前节段性狭窄,50%~ 60%;右冠大致正常

[病变特点]

累及 LAD-D1、LAD-D2 分叉病变及 LM 分叉病变,D1 供血范围大,直径

约 2.75mm；D2 直径约 1.5mm，供血范围相对小；LM 分叉 LCX 开口狭窄重，比较局限，LAD 开口和 LM 末端单纯造影上看中度狭窄。

【术前 OCT 影像】

LAD 严重狭窄，故先用 2.0 球囊在狭窄最重处进行预扩张后行 OCT。

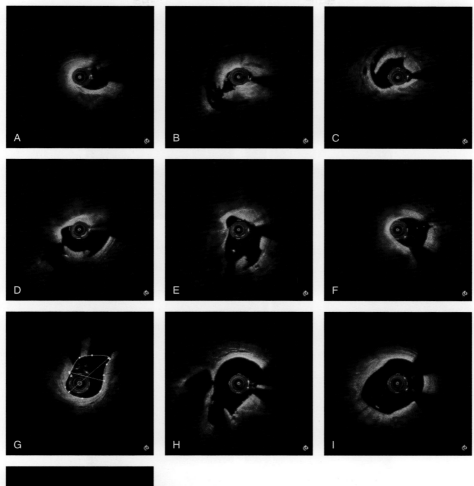

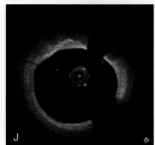

LAD 中段到 LM 体部的 OCT 影像

A. 纤维钙化斑块；B. 狭窄最重处，纤维斑块，可见斑块破裂；C. 可见夹层内膜片；D 和 E. D1 进入 LAD 处，纤维斑块，可见局部内膜破裂；F. 纤维钙化斑块，斑块多处破裂；G 和 H. LCX 进入 LAD 处，纤维斑块为主，LAD 开口面积 3.13mm^2；I. LM 末端可见轻度纤维斑块；J. LM 体部，轻度纤维脂质斑块

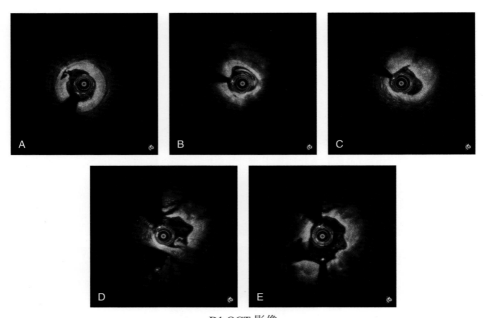

D1 OCT 影像

A. D1 远端向心性轻度纤维斑块,可见局部内膜破裂;B. 纤维钙化斑块;
C. 偏心纤维斑块;D 和 E. 进入 LAD 处,纤维斑块,可见斑块破裂

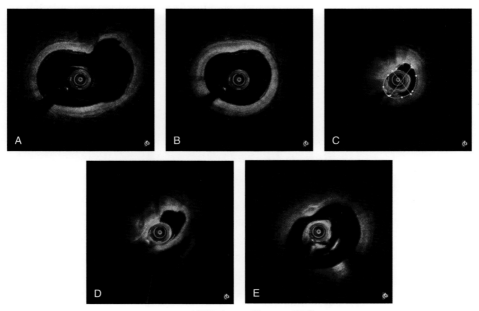

LCX 近端至 LM 的 OCT 影像

A. OM1 进入 LCX 处,大致正常血管;B. 内膜增厚;C 和 D. LCX 开口严重狭窄,
纤维斑块,开口面积 1.92mm^2;E. LCX 进入 LM 处

【治疗策略】

OCT 影像可以明确显示分叉位置狭窄程度及斑块性质,该患者斑块整体以纤维斑块为主,局部可见点状钙化斑块,LAD-D1 分叉部位狭窄严重,狭窄病变弥漫,最好双支架处理;LAD 斑块一直累及到 LM 体部,支架需要覆盖整个病变至 LM 体部;LCX 开口严重狭窄,LCX 供血范围大,因此 LCX 开口病变需要处理,LM 分叉也需要双支架处理;D2 虽然也从 LAD 病变处发出,LAD 支架需要跨过 D2,但考虑 D2 偏小,直径<2.0mm,开口病变局限,且发出D2 处 LAD 病变轻,故 LAD-D2 分叉决定简单处理,crossover 术式。

【PCI 过程】

LAD-D1 分叉和 LM 分叉分别应用 culotte 双支架术式:

6F EBU 指引导管,2 根 runthrough 导丝分别送入 D1 和 LAD 远端,2.5mm×20mm 球囊分别进行预扩张,将 2.5mm×29mm 支架送入 D1,近段进入 LAD 主支约 3mm,释放,压力 12atm,应用 2.5mm×12mm NC 以16atm 进行支架后扩张,重复造影未见 D1 支架远端边缘夹层,后将 D1 导丝经过支架网眼送入 LAD 远端,将原 LAD 导丝送入 D1,沿 LAD 导丝送入 2.5mm×20mm 球囊扩张支架网眼后送入 2.5mm×23mm 支架释放,释放压力 12atm,支架近端跨过 D1,2.5mm×12mm NC 球囊以 16atm 进行支架后扩张,重新送入 D1 导丝,穿过 LAD 支架网眼,依次应用 1.5mm×15mm、2.5mm×20mm 扩张支架网眼后,送入 2.5mm×12mm 的 NC 球囊到达 D1,3.0mm×15mm NC 球囊到 LAD 支架内进行对吻扩张,重复造影支架膨胀良好,支架远端没有夹层后退出 D1 导丝送入 LCX 远端,2.5mm×20mm 扩张LCX 开口后送入 3.0mm×12mm 支架送入 LCX,支架近端进入 LM,约 3mm,以 12atm 压力释放,应用 3.0mm×15mm NC 球囊扩张支架及 LM 交换 LCX和 LAD 导丝,沿 LAD 导丝送入 2.5mm×20mm 扩张支架网眼,送入支架3.0mm×18mm,支架近端进入 LM 约 3mm,完全覆盖 LCX 进入 LM 支架近端,远端与 LAD 前一支架重叠少许,释放压力 12atm,再应用 3.0mm×15mm后扩球囊扩张,16atm 通过 LAD-LM 支架网眼送入导丝到达 LCX 远端,扩张支架网眼后应用 3.0 的支架球囊与 3.0NC 球囊进行对吻扩张,最后重复造影提示病变完全覆盖,支架膨胀良好,未见夹层,血流 TIMI 3 级,D2 小对角支闭塞考虑患者无症状,心电图未见异常改变,手术时间较长,术后 OCT 检查后结束手术。

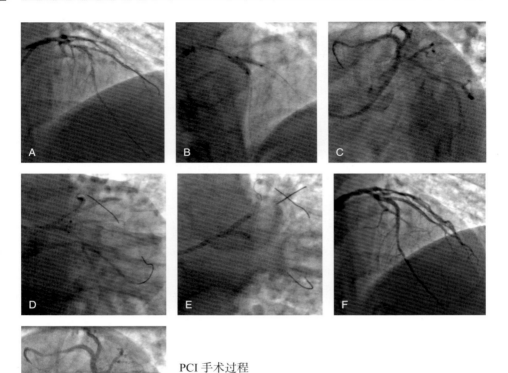

PCI 手术过程

A. D1 支架定位；B. LAD-D1 分叉支架后对吻扩张；C. LAD-D1 双支架术后造影可见支架远端没有夹层；D. LCX 支架定位；E. LM 分叉双支架后对吻扩张；F 和 G. 支架术后重复造影可见支架膨胀良好，无夹层，D2 小对角支闭塞

【术后 OCT 影像】

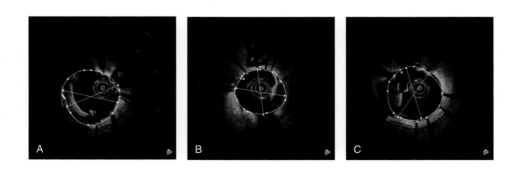

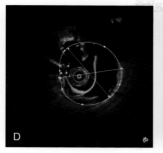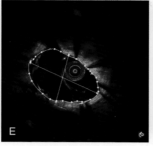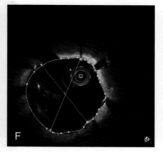

ST 术后 OCT 影像

A~C. 为 LAD-D1 分叉部位 OCT 影像,分别显示分叉处 LAD 远端分叉处开口面积 5.25mm^2,D1 分支开口处面积 4.08mm^2,LAD 分叉近端面积 5.51mm^2;D~F. 为 LM 分叉部位 OCT 影像,分别为支架植入后 LAD 开口面积 7.24mm^2,LCX 开口 6.92mm^2,LM 末端 10.63mm^2

【PCI 术后体会】

1. OCT 在指导分叉病变介入术中作用非常重要,可以明确分叉部位斑块性质及累及范围,有助于选择分叉术式。该患者 LAD-D 分叉部位斑块负荷均较重且累及范围较长,故决定双支架术式;LM 分叉处,LCX 开口狭窄严重,需要支架,LAD-LM 分叉位置面积尚可,但 LAD 斑块从严重处一直延续到 LM 体部,故也需要支架,因此 LM 分叉也需要双支架治疗。具体选择 Crush 术式、Culotte 术式还是 T 支架术式,主要根据分叉角度、术者经验等多种因素,该患者选择应用 Culotte 术式。

2. OCT 识别分叉部位斑块性质,有助于选择预扩张处理策略,切割球囊或者后扩球囊扩张,甚至是否应用旋磨等预扩张策略。如果具有明显广泛的钙化病变需要旋磨。该患者以纤维斑块为主,可以选择切割球囊预扩张策略,该患者 2.5 的半顺应性球囊预扩张,球囊扩张效果良好,没有进一步采取其他预扩张措施。

3. OCT 在指导分叉介入手术时,应用三维分析可以指导导丝位置,特别是通过支架网眼的位置,获得更好的治疗效果。虽然通过造影及支架精显等方法可以大致判断导丝通过支架网眼的大致位置,但是不精确,OCT 三维显像可以清楚显示导丝穿过网眼位置,另外通过支架显影分析可以判断支架连接杆的位置,通过的支架网眼最好远离连接杆,可以获得更好的支架膨胀效果。

4. OCT 技术可以更好地评价分叉病变支架术后的效果。需要从两个分支分别回撤获取影像,除了同常规 PCI 术后评价的支架两端是否完全覆盖病变、是否存在夹层、是否存在组织脱垂、是否存在支架贴壁不良、支架是否膨胀不全以外,需要特别关注分叉部位支架膨胀情况及分支开口部位的面积。对于 LM 分叉术后 IVUS 评价下的分叉处 5mm^2、6mm^2、7mm^2、8mm^2 的标准是否适用于 OCT 评价,及对于非 LM 分叉处评价标准是多少需要进一步临床研究

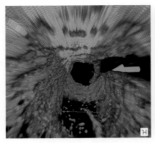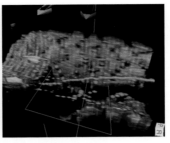

开口处导丝通过支架网眼的位置,通过不同的视角均显示导丝
是通过远端的网眼通过支架

去证实。

5. PCI 术中病变累及分支血管时,需要判断边支闭塞的风险,做好分支血管的保护,尽量达到一个分支都不丢的终极目标。该患者病变由于涉及 LCX、D1、D2 三个分支,且主要是 LCX 和 D1,均决定采取双支架术式处理,且考虑 D2 分支小,发出位置病变负荷较轻,开口狭窄局限,故为了减少操作复杂程度,没有保护 D2 分支,比较遗憾的是最终发生了 D2 边支丢失,早期应用导丝保护,必要时进行球囊扩张保留 D2 血流是更好的选择。

（金琴花　孙志军）

病例 2　OCT 指导下前三叉的延期 provisional T 支架术治疗

【基本情况】

男性，47 岁。

［主诉］间断性胸闷胸痛 3 年。

［病史］患者 3 年前活动时出现胸闷胸痛，持续约 5 分钟后自行缓解，未系统诊治。10 天后患者症状加重，附近医院心电图示：Ⅱ、Ⅲ、aVF 导联 ST 段抬高及 Q 波形成，择期冠脉造影示：前降支近中段弥漫性狭窄 90%、回旋支近中段弥漫性狭窄 85%，右冠闭塞，分别于前降支植入 2.75mm×38mm、3.0mm×38mm 支架，另外于回旋支植入 3.0mm×13mm、2.75mm×15mm 支架，术后规律服用阿司匹林、氯吡格雷、他汀，症状未再发作。1 周前胸闷胸痛再发。

［诊断］①冠心病　不稳定型心绞痛　陈旧下壁心肌梗死　支架植入术后；②高脂血症。

［冠心病危险因素］高脂血症、吸烟。

［超声心动图］肺动脉瓣轻度反流，LVEF 57%。

【2016 年 3 月冠脉造影及介入治疗情况】

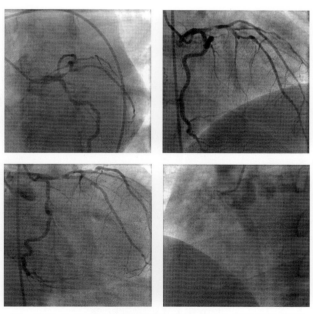

第一次手术术前冠状动脉造影，前降支近中段弥漫性狭窄 90%、回旋支近中段弥漫性狭窄 85%，右冠闭塞

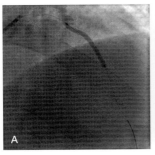
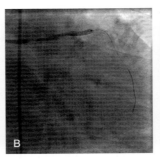
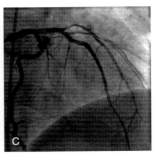

第一次手术前降支支架及术后造影
A. 前降支预扩张后，夹层明显，所以前降支中段选择长支架，尽量覆盖病变；
B. 前降支近段植入支架；C. 支架后最终结果

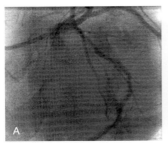
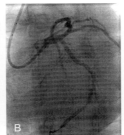
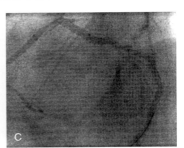

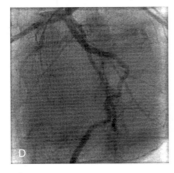

第二次回旋支支架及术后造影
A. 回旋支近段支架；B. 回旋支近段支架后扩张造影，回旋
支近段支架后扩张后支架远段夹层；C. 回旋支中段补支架
后扩张造影；D. 回旋支支架后造影

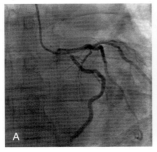
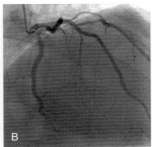
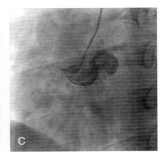

2019 年 3 月 8 日冠脉造影
A 和 B. 左冠造影，可见回旋支开口严重狭窄；
C. 右冠造影，右冠闭塞

【手术实录】

EBU3.5/6F 指引导管、Runthrough 导丝送至回旋支远段，sion 导丝送入前降支远段行前降支 OCT，沿回旋支导丝送入 2.0mm×20mm 预扩张回旋支开口行回旋支 OCT 示：回旋支开口内膜撕裂、最小管腔面积 1.67mm²，沿前降支导丝送入药物球囊 3.0mm×17mm，缓慢扩张至 12atm，持续约 60 秒，应用使用后的药物球囊以 12atm 扩张回旋支开口，采用 provisonal T 支架技术，以原前降支为分支，以回旋支 - 左主干为主支植入 3.5mm×24mm 支架，以 12atm 扩张释放交换导丝，并确认导丝在中心腔通过，沿前降支导丝送入 2.0mm×20mm 球囊扩张回旋支支架网眼，沿回旋支导丝送入 3.5mm×15mm 后扩张球囊，以 14atm 对回旋支开口进行后扩张，沿前降支导丝送入 3.0mm×15mm 后扩张球囊，对前降支开口后扩张，用回旋支 3.5mm×15mm 后扩张球囊与前降支 3.0mm×15mm 后扩张球囊进行对吻扩张，回旋支开口 OCT 示：左主干支架贴壁不良，沿回旋支导丝送入 4.0mm×8mm 后扩张球囊，以 20atm 压力对左主干支架进行 POT，造影显示，支架贴壁良好，未见夹层，TIMI 3 级。

【术中影像】

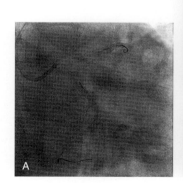

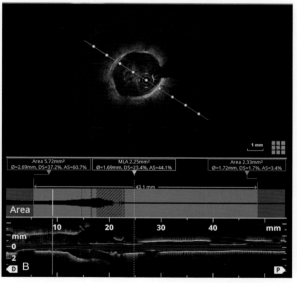

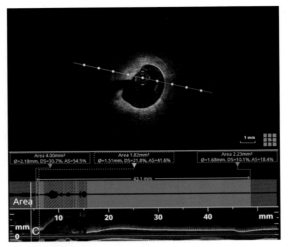

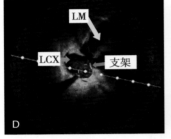

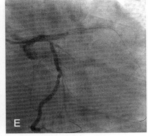

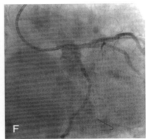

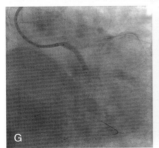

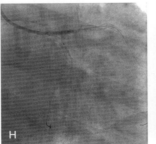

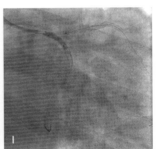

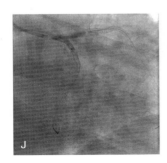

A. 导丝进入开口支架的头端塑形要大,进入支架时团成圈,轻柔向前推送;B. 前降支 OCT 提示前降支导丝均在支架中心腔内,前降支支架内膜覆盖良好,前降支开口支架钢梁有少许覆盖回旋支开口;C 和 D. 回旋支预扩张后 OCT 可见内膜撕裂、最小管腔面积 1.67mm²、回旋支开口可见少许支架钢梁;E. 药物球囊 3.0mm × 17mm 在前降支开口持续扩张 60 秒,期间心电图出现前壁 ST 段抬高,血压下降;F 和 G. 根据 OCT 结果,采用以回旋支 - 左主干为主支的 provisional T 支架术;H、I、J. 交换导丝,分别对前降支及回旋支后扩张,最后对吻扩张

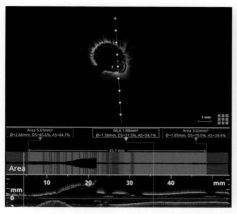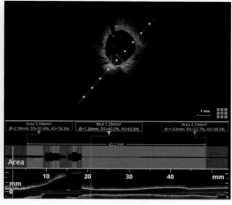

回旋支及前降支 OCT，植入支架后最终结果：支架膨胀良好，支架两端未见夹层

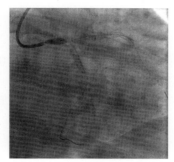

左主干支架后扩张

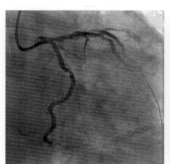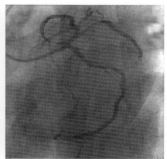

最后造影可见支架膨胀良好，未见夹层

【手术要点分析】

冠脉介入涉及 2 个问题：介入策略、介入策略相应的介入技术。介入的策略在一台手术中也不是一成不变的，介入的策略随着介入的进行，根据适时的情况，策略也可能变化，这也是冠脉分叉介入治疗的吸引人的地方。该病例的难点在于前降支开口曾行支架，开口支架有无遮挡回旋支开口，直接影响回

旋支开口的介入策略,也影响导丝技术的实施,因为导丝有无进入原先支架网眼,直接影响介入策略的最终结果。采用冠脉 OCT 弥补了冠脉造影图像的不足。OCT 示:前降支开口支架伸出前降支开口少许,对回旋支开口稍有遮挡而且 OCT 示:回旋支开口最小管腔面积为 $1.67mm^2$,如果采用 V 支架技术,选择回旋支开口支架精确定位,回旋支开口病变将会覆盖不完全,遗留后患,不是最佳方案。但是,无论采用冒着回旋支夹层的风险,回旋支开口药物球囊,还是采用 provisional T 技术,以既往前降支支架为分支,回旋支 - 左主干为主支支架,前降支开口支架必定受挤压移位,所以 kissingballoon 技术是必需的,所以前降支原支架内膜必然受影响,而交换导丝是关键技术。所以我们最终选择 provisional T 技术,以既往前降支支架为分支,回旋支 - 左主干为主支支架,而在这之前,我们先用药物球囊对前降支支架进行扩张。

前降支使用药物球囊应该在回旋支支架植入前,避免药物球囊难以通过回旋支支架网眼,也避免因为回旋支支架钢梁导致药物球囊扩张的地理位置丢失。

在使用药物球囊扩张前降支时,因为阻断前降支血流要 30 秒以上,甚至同时影响回旋支血流一定要密切观察血压、心电图。

进行介入治疗前,一定要明确导丝的位置,除了导丝头端塑形大、操作轻柔,可以用球囊,甚至用腔内影像检查来确认导丝的位置。

在选择回旋支 - 左主干支架时,可以选择稍长的支架,支架进入左主干稍多点,便于 kissing balloon 技术、POT 技术的实施。

该病例采用何种术式,是重点讨论的问题。以前降支为主支、回旋支为分支的双支架术,还是回旋支为主支的双支架术? 我们认为尽量少的植入物的介入治疗更好根据 OCT 的结果,我们决定采用前降支药物球囊,延期的 provisional T 支架术。

(章明 王禹)

病例 3 IVUS 及 FFR 指导下的慢性闭塞加分叉病变介入治疗

【基本情况】

患者男性,69 岁。

[主诉] 劳力后胸痛 3 年,加重 1 天。

[病史] 2015 年出现活动后胸痛,快步走或上三层楼可诱发,呈左胸闷痛,向后背部放射,伴出汗,无心悸、头晕、黑矇等伴随症状,持续数分钟,休息后可自行缓解,患者于当地医院就诊,诊断为"冠心病,心绞痛",口服药物治疗。

患者 3 年来上述症状间断发作,多为劳力后诱发,均为左胸部闷痛,休息或口含硝酸甘油约数分钟可缓解,规律口服药物治疗。

2018 年 3 月 27 日,患者休息时无诱因再次发作胸痛,自觉症状较前明显加重,为左胸部压榨样疼痛,向后背部放射,伴大汗、胸闷,患者自行口含硝酸甘油效果欠佳,症状持续不缓解,于当地医院就诊,诊断为"急性心肌梗死",为进一步诊治转入笔者医院。

[入院诊断]

1. 冠状动脉粥样硬化型心脏病 急性非 ST 段抬高型心肌梗死 心功能 Ⅱ级(Killip 分级)。

2. 高血压病 3 级 很高危组。

3. 高脂血症。

[冠心病危险因素]

1. 既往高血压病史 20 余年,血压最高 180/100mmHg,规律口服络活喜、缬沙坦治疗,血压控制在 140/90mmHg 左右。

2. 既往有高脂血症病史 5 年,未特殊治疗。

3. 有吸烟史 40 余年,1 包 /d,未戒烟。

[超声心动图]

节段性室壁运动异常(前壁),左室扩大(舒张末内径 58mm),左室收缩功能减低(EF 45%)。

[心电图] 窦性心动过速,V_1~V_3 导联 r 波递增不良,Ⅰ、Ⅱ、aVF、V_3~V_6 导联 ST 段压低;aVR ST 段抬高。

[入院后实验室检查]

1. 血生化 CHO 5.51mmol/L,TG 2.08mmol/L,LDL-C 4.25mmol/L,HDL-C 0.83mmol/L,Cr 82μmol/L,BUN 5.76mmol/L,ALT 32.5U/L。

2. 心肌梗死五项 TNI 5.43ng/ml,MYO 420.83ng/ml,CKMB 36.81ng/ml,

NT-proBNP 12 856.12pg/ml,d-dimmer 0.421μg/ml。

［入院后用药］

抗血小板：

　　阿司匹林肠溶片 100mg,1 次 /d。

　　替格瑞洛 90mg,2 次 /d。

降脂：

　　瑞舒伐他汀 20mg,1 次 / 晚。

降压：

　　苯磺酸氨氯地平片 5mg,1 次 /d。

　　缬沙坦胶囊 80mg,1 次 /d。

扩冠：

　　单硝酸异山梨酯缓释片 60mg,1 次 /d。

利尿：

　　呋塞米 20mg,1 次 /d。

　　螺内酯 20mg,1 次 /d。

【基础造影】

2018 年 4 月 2 日造影：

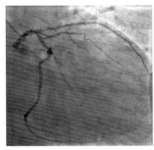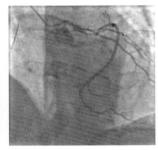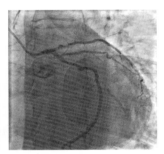

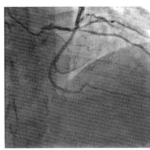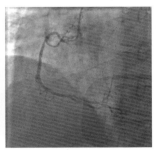

冠状动脉呈右优势,左主干远段 50% 局限狭窄,局部可见龛影;前降支近段 50%~80% 狭窄,D1 发出后 100% 闭塞,前向血流 TIMI 0 级;D1 开口 80% 局限狭窄,前向血流 TIMI 3级;回旋支开口 50% 局限狭窄,钝缘支近段 90% 弥漫狭窄,前向血流 TIMI 1 级;右冠脉中段 40% 局限狭窄,前向血流 TIMI 3 级;可见右冠远端至前降支侧支,侧支血流 1 级

【手术实录】

患者属高危复杂冠脉病变：患者左主干分叉病变，合并自发夹层，前降支慢性闭塞病变，回旋支 - 钝缘支分叉病变，SYNTAX 评分 60.5 分，首选冠脉搭桥治疗。同家属充分沟通后，患者拒绝搭桥，拟行 PCI 治疗，首选尝试开通前降支慢性闭塞病变，如成功进一步处理左主干及钝缘支病变，对于前降支 -D1 分叉，尽量采用单支架策略处理，对左主干分叉病变，根据腔内影像结果进一步确定左主干病变的性质及程度以选择治疗策略，尽量采用单支架策略处理，对于前降支慢性闭塞处理，拟行双侧造影进一步确定闭塞段长度及远段血管的走行，腔内影像协助下正向导丝技术，入路选择右侧股动脉入路。

1. 经右股动脉送入 7F JL4.0 指引导管至左冠脉，经桡动脉送入 6F JR 指引导管至右冠脉开口，行双侧造影，可见经后降支—间隔支—前降支侧支，前降支远段细小，显影欠佳，闭塞段<20mm，J-CTO 评分 1 分。

2. 送入 RUNTHROUGH 导丝至回旋支远段，送 BMW 导丝经前降支近端至 D1 远段，分别于回旋支及对角支进行 IVUS 检查，可见回旋支远段未见狭窄，自钝缘支发处近段可见斑块，局部管腔狭窄较重，回旋支开口中度狭窄，前降支近段重度狭窄，左主干远段重度狭窄，斑块负荷重，内膜不完整，考虑斑块破裂。

3. 在 Finecross 微导管支撑下，送入 Fielder-XTA 导丝到达前降支闭塞段，反复尝试，导丝通过闭塞段到达前降支远段，经对侧造影证实导丝位于前降支远段真腔内，推送微导管至前降支远段，经微导管交换 BMW 导丝到达前降支远段，退出微导管，沿导丝分别送入 1.25mm×10mm、2.0mm×20mm 预扩球囊至前降支闭塞段，以 8~12atm 扩张。

4. IVUS 检查，导丝位于前降支真腔内，自远段至近段弥漫混合斑块，管腔重度狭窄。

5. 沿导丝送入 2.75mm×33mm DES 支架至前降支远段，以 10atm×10 秒释放。

6. 调整 Runthrough 导丝通过钝缘支近段病变到达钝缘支远段，送入 2.0mm×20mm 预扩球囊于钝缘支近段病变处，以 10atm 扩张，后沿导丝送入 2.5mm×33mm DES 支架至钝缘支近段，以 10atm×10 秒释放支架。

7. 沿导丝送入 3.5mm×33mm DES 支架至左主干远段 - 前降支中段，以 12atm×10 秒释放支架，造影示 D1 闭塞，送 Runthrough 导丝通过支架网眼到达 D1 远段，沿导丝送入 1.25mm×10mm、2.0mm×15mm 预扩球囊分别于 D1 开口以 8~12atm 扩张，重复造影，D1 血流恢复，沿导丝送入 2.75mm×15mm、3.0mm×15mm NC 球囊至 LAD 远段支架内，以 14~16atm 后扩张，再次造影，可见 D1 再次闭塞，沿导丝送入 2.0mm×15mm 预扩球囊再次于 D1 开口扩张，后于 3.0mm×15mm NC 球囊至 LAD 近中段 D1 开口处，2.5mm×15mm NC 球囊至 D1 开口处，以 8atm 行对吻扩张，重复造影，前降支远段支架贴壁良好,D1 血流恢复,开口可见 50% 狭窄,前向血流 TIMI 3 级。

8. 送 3.5mm × 15mm、4.0mm × 15mmNC 球囊至 LAD 近段及左主干远段支架内,以 12~16atm 后扩张,造影示左主干 - 前降支支架贴壁良好,回旋支开口狭窄较前明显加重。

9. 送 Runthrough 导丝通过左主干支架网眼经回旋支近段到达钝缘支远段,分别送入 2.0mm × 15mm 预扩球囊、3.0mm × 15mm NC 球囊于回旋支开口扩张,后送入 4.0mm × 15mm NC 球囊至左主干远段 - 前降支开口处,3.0mm × 15mm NC 球囊至左主干远段 - 回旋支开口处,以 6atm 行对吻扩张,造影示回旋支开口 60%~70% 狭窄。

10. 分别于左主干 - 前降支、钝缘支 - 回旋支行 IVUS 检查,前降支 - 左主干支架贴壁良好;钝缘支支架贴壁良好,回旋支近段可见斑块影,局部重度狭窄,回旋支开口中度狭窄。

11. 为进一步明确回旋支开口 - 近段是否需要进一步干预,行 FFR 检查,测得 FFR 值 0.87,决定不植入支架。

【术中影像】

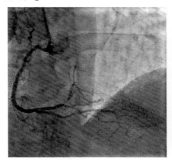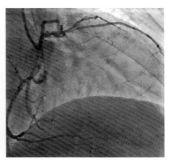

双侧造影,可见经后降支 - 间隔支 - 前降支侧支,前降支远段细小,显影欠佳

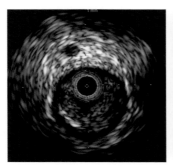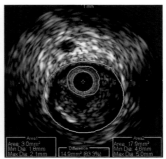

经 D1-LAD 行 IVUS 检查,可见前降支近段至开口弥漫斑块,前降支近段管腔内可见混合斑块,参考管腔直径 5mm,管腔最小面积 3.3mm^2,斑块负荷 83.3%

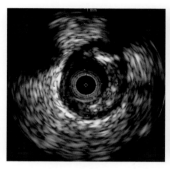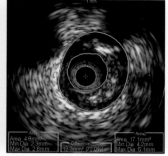

前降支开口可见混合斑块,参考管腔直径 5mm,管腔最小面积 4.8mm²,斑块负荷 72%

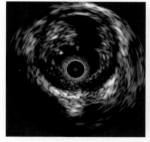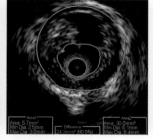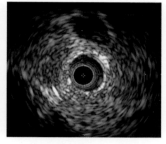

左主干远段可见混合斑块,冠脉内膜不完整,12 点 ~1 点方位可见空腔,考虑为斑块破裂,参考管腔直径 6mm,管腔最小面积 5.7mm²,斑块负荷 80.9%

对角支 IVUS,未见斑块

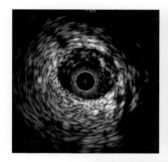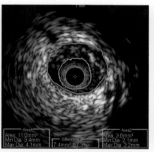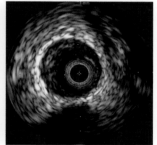

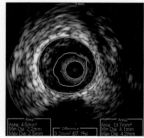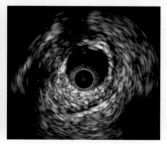

经回旋支行 IVUS 检查,可见回旋支远段未见狭窄,自钝缘支发处近段可见混合斑块,参考直径 4.0mm,管腔最小面积 3.6mm²,斑块负荷 67.3% 回旋支开口以纤维斑块为主,参考直径 4.0mm,管腔最小面积 4.5mm²,斑块负荷 61.7%

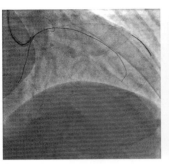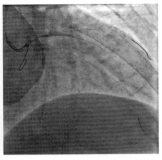

在 Finecross 微导管支撑下,送入 Fielder-XTA 导丝通过闭塞段
到达前降支远段并行球囊扩张

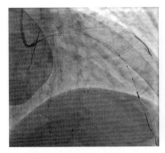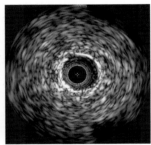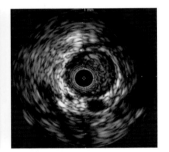

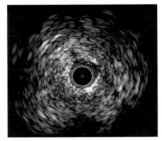

IVUS 检查,前降支远段可见完整三层血管结构,内膜完整;
确定导丝位于前降支真腔内,自远段至近段弥漫混合斑块,
管腔重度狭窄

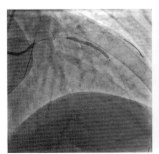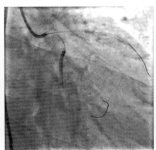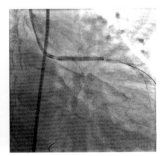

于前降支中段至远段、钝缘支近段、左主干 - 前降支中段分别植入支架

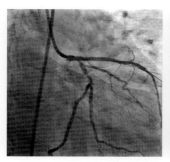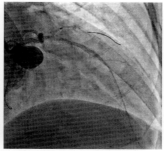

造影示前降支及钝缘支支架膨胀良好,前向血流 TIMI 3 级;D1
闭塞

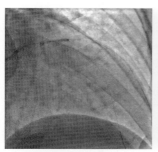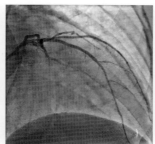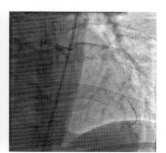

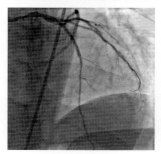

Rewire D1 后于 D1 开口扩张,重复造影血流恢复,于前降支
进行后扩张,并于 D1 开口处行对吻扩张,重复造影,前降支
远段支架贴壁良好,D1 开口可见 50% 狭窄,前向血流 TIMI
3 级

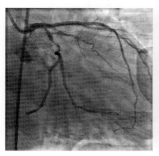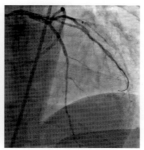

于左主干 - 前降支近段支架内
行后扩张,重复造影,支架贴壁
良好,前向血流 TIMI 3 级,回
旋支开口狭窄较前明显加重

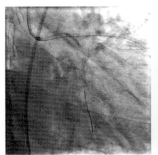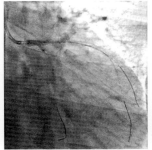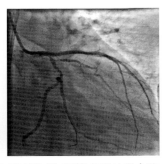

Rewire 回旋支并于回旋支开口行球囊扩张,并完成对吻扩张,重复造影,回旋支开口残余狭窄 60%~70%,近段轻度狭窄

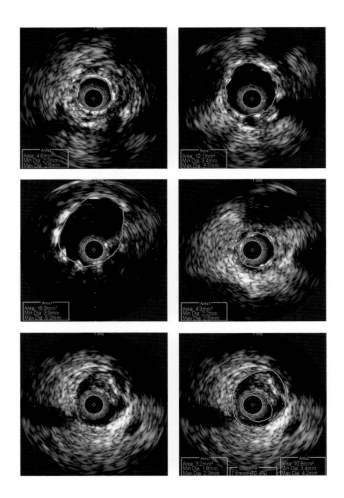

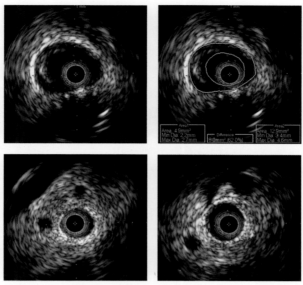

于左主干 - 前降支、钝缘支 - 回旋支行 IVUS 检查,前降支远段支架形状规则,与管腔贴壁良好,最大管腔直径 2.5mm,管腔面积 4.6mm²,前降支近段支架形状规则,与管腔贴壁良好,最大管腔直径 3.7mm,管腔面积 10.1mm²;左主干支架贴壁良好,最大管腔直径 5.2mm,管腔面积 16.3mm²;钝缘支支架贴壁良好,回旋支近段可见斑块影,局部重度狭窄,最小管腔面积 3.2mm²,回旋支开口中度狭窄,最小管腔面积 4.9mm²;前降支远端;回旋支远端

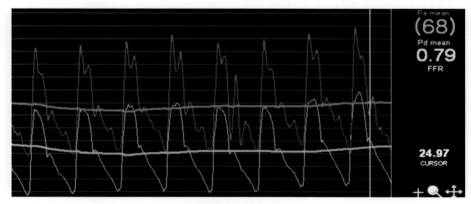

回旋支 FFR 检查 0.79

【手术要点分析】

1. 左主干远段 IVUS 影像解读 冠脉造影示左主干远段狭窄 50%,局部

可见龛影,腔内影像检查有助于明确病变的性质及程度。IVUS 影像可见正常血管三层结构,左主干远段斑块负荷重,管腔重度狭窄,最小管腔面积 3mm²,斑块以低回声为主,部分回声偏高,考虑为软斑块为主的混合型斑块,冠脉内膜不完整,12 点 ~1 点方位可见空腔,考虑为斑块破裂。斑块破裂影像主要需要同冠脉夹层进行鉴别,冠状动脉夹层在 IVUS 影像上表现为孤立的新月形组织斑片,在撕裂的斑片后方有环形无回声区,可深达内膜下或中层,当注射对比剂后该无回声区消失或被充盈。IVUS 影像提示左主干远段重度狭窄,不稳定斑块伴斑块破裂,应当积极介入干预治疗。

2. 如何根据 IVUS 影像协助确定左主干分叉干预策略　冠脉造影示左主干远段 50% 狭窄,局部可见龛影,前降支开口未见明显狭窄,近段 50%~80% 狭窄,回旋支开口 60% 局限狭窄。分别自前降支与回旋支行 IVUS 检查,可见前降支近段至开口弥漫混合型斑块,前降支开口中 - 重度狭窄,斑块同左主干远段连续,左主干远段重度狭窄伴斑块破裂,回旋支开口可见斑块,管腔中度狭窄。根据 IVUS 结果,左主干远段为真性分叉病变,病变类型(Medina 1 : 1 : 1),前降支近段至左主干远段为连续斑块,管腔重度狭窄,左主干伴斑块破裂,而回旋支开口病变较轻,因此,治疗策略选择前降支至左主干单支架策略,crossover 回旋支。

3. IVUS 在开通前降支慢性闭塞病变中的应用

(1)前降支自 D1 发出后完全闭塞,冠脉造影闭塞段入口不明确,自 D1 行 IVUS 检查,通过判断闭塞段近段纤维帽,有助于协助判断前降支闭塞段入口位置。将 IVUS 探头自 D1 远段回撤至 D1 开口,可见 5 点 ~6 点方向有高回声,远段回声缺失,考虑为局部钙化,6 点左右可见中等回声,有血管汇入,考虑为前降支闭塞处纤维帽。当确定纤维帽方位后,通过采用平行钢丝技术,可通过 IVUS 指导对纤维帽进行穿刺,而理想的 CTO 近端纤维帽穿入点,应当更靠近分支血管肩部一点。

(2)导丝顺利通过前降支闭塞段到达前降支远段后,送入球囊于闭塞段进行预扩张,往往容易造成局部内膜撕裂及夹层,此时如果直接正向行冠脉造影,容易造成夹层进一步扩大,因此,扩张闭塞段后常规行 IVUS 检查,有助于确定远段导丝是否位于真腔内,以及是否存在夹层或血肿,及其范围,另外也可更加精确地判定斑块的范围,指导更加精确的支架定位。判断导丝是否位于血管真腔主要依据 IVUS 所见的血管壁是否完整,有没有血管中膜低回声区显像。

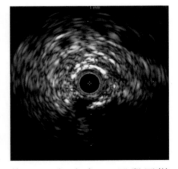

将 IVUS 探头自 D1 远段回撤至 D1 开口,可见 5 点 ~6 点方向有高回声,远段回声缺失,考虑为局部钙化,6 点左右可见中等回声,有血管汇入,考虑为前降支闭塞处纤维帽

（3）慢性闭塞病变，闭塞段以远管腔，由于长期灌注压力偏低，冠脉造影下往往其管腔直径小于实际管腔直径，根据造影选择支架型号，有可能因为选择支架型号偏小导致支架贴壁不良，增加后续并发症发生率。IVUS 检查可以更加精确地测量管腔直径，指导支架型号选择。

4. IVUS 及 FFR 在回旋支最终治疗策略选择中的作用 于左主干 - 前降支植入支架并扩张后，回旋支开口较前明显狭窄，对回旋支开口进行球囊并完成对吻扩张后，重复造影，回旋支近段轻度狭窄，开口 60%~70% 狭窄。为进一步确定回旋支病变情况，再次行 IVUS 检查，回旋支近段管腔重度狭窄，管腔面积 3.2mm^2，开口处测量管腔面积 4.9mm^2，根据 IVUS 结果，回旋支开口未受明显影响，无须进一步干预。但回旋支近段病变显示较重，具有介入治疗指征。那么，是否还要在回旋支再植入 1 枚支架呢？考虑到患者病变复杂，已植入 3 枚支架，因此尽量减少支架植入。于是对患者进行了 FFR 检查，结果示 FFR 值 0.87，说明尽管回旋支近段影像结果显示狭窄较重，但其并未影响回旋支远段供血，因此可以保守治疗。最终我们选择不进一步植入支架，患者术后恢复良好，证明策略选择正确，取得了良好的治疗效果。从这一病例可以看到，IVUS 能够更好地显示病变的程度、性质及范围，是对冠脉造影检查的有益补充，有助于更好地理解病变的特点，帮助术者完成策略选择。同时，IVUS 也有其局限性，无法对斑块对血流灌注的影响进行评估，而 FFR 恰恰可以对冠脉进行功能学方面的评估，为治疗策略的选择提供更加明确的证据。

（石宇杰　李俊峡）

第四节　腔内影像在 CTO 病变中的应用

病例 1 右冠 CTO 病变开通

【基本情况】

男,49 岁。

[主诉]发作性胸痛 2 周。

[病史]患者 2 周前于运动时发作心前区疼痛,无后背痛,无头晕头痛,无恶心呕吐,休息 3~4 分钟后自行缓解,未予重视;1 周前患者再发运动后胸痛,疼痛性质同前,程度较前加重,休息 4~5 分钟后缓解,就诊当地医院,行心电图示:ST 段抬高(具体不详),查心肌酶示:轻微升高(具体不详),查冠脉 CTA 示:右冠近中段钙化,管腔重度狭窄接近闭塞,后降支钙化,管腔重度狭窄;前降支重度狭窄;对角支轻度狭窄;左回旋支管腔重度狭窄,给予阿司匹林、氯吡格雷、比索洛尔、硝酸异山梨酯治疗。为进一步检查及治疗以"冠状动脉粥样硬化性心脏病　不稳定型心绞痛"入院。

[入院诊断]

1. 冠状动脉粥样硬化性心脏病　不稳定型心绞痛。

2. 陈旧脑梗。

3. 高脂血症。

[冠心病危险因素]脑梗病史,高脂血症。

[超声心动图]室间隔基底段增厚,二尖瓣、主动脉瓣、三尖瓣轻度反流,EF58%。

[心电图]窦性心律,大致正常心电图。

[入院后生化检查]TC 3.91mmol/L,TG 1.78mmol/L,HDL 0.92mmol/L,LDL 2.79mmol/L,K$^+$ 3.77mmol/L,CK 88U/L,CK-MB 1.05ng/ml,TNT 0.036ng/ml,BNP 31.2pg/ml,Scr 84.6μmol/L,ALT 82.6U/L,AST 34.5U/L。

[入院后用药]阿司匹林 100mg,口服,每日 1 次;替格瑞洛 90mg,口服,每日 2 次;单硝酸异山梨酯片 30mg,口服,每日 1 次;瑞舒伐他汀 10mg,口服,每晚 1 次;依折麦布 10mg,口服,每日 1 次。

【基础造影】

2019 年 8 月 6 日。

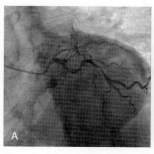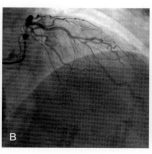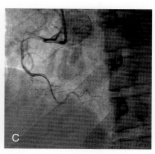

第一次手术前冠状动脉造影：冠状动脉右优势型，左主干未见明显狭窄，前降支近中段弥漫性狭窄 60%~95%，回旋支近端节段性狭窄 60%，回旋支远段节段性狭窄 95%，右冠开口节段性狭窄 90%，右冠近段完全闭塞，锐缘支中段局限性狭窄 50%

【手术实录】

患者存在手术及介入治疗的高危因素：患者病情复杂，三支病变，右冠闭塞，SYNTAX 评分 21 分，J-CTO 评分 3 分，但患者及家属拒绝外科搭桥手术，CCS 0 分，自身桥血管向右冠远端供血，在充分交代手术风险的前提下，选择右侧桡动脉入路，行右冠介入治疗，尝试正向开通。

1. 6F AL0.75 指引导管到达右冠开口，尝试 FIELDER XT 通过闭塞段未成功。

2. GAIA FIRST 成功通过闭塞段，FINECROSS、ASAHI Corsair 微导管未通过闭塞段。

3. 送入 Guidezilla 导管增强支撑。

4. 沿右冠导丝送入 1.2mm × 8mm、1.25mm × 10mm 球囊未通过闭塞病变处。

5. 将 SION 导丝置于锐缘支，送入 2.0mm × 15mm 球囊以 12atm 扩张后锚定指引导管增强支撑，沿主支导丝送入 ASAHI Corsair 导管反复尝试，未能成功通过闭塞段。

6. 先后送 1.2mm × 8mm 球囊、1.25mm × 10mm 球囊预扩闭塞段前段，反复尝试未通过闭塞病变段。

7. 考虑病变钙化导致，更换旋磨导丝成功送至远段，反复尝试送入 1.25mm 旋磨头，无法通过闭塞段放弃开通闭塞段择期治疗。

8. EBU3.5 指引导管插入到左冠开口处，行前降支及回旋支 PCI 术术后患者症状好转，强化药物治疗，间断胸痛发作，较前减轻。

【术中影像】

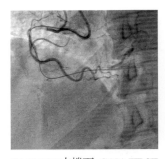 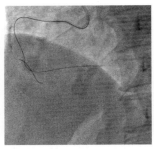 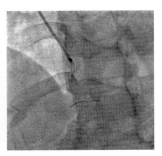

6F AL0.75 支撑下，GAIA FIRST 成功通过闭塞段，冠脉造影证实导丝位于真腔，FINECROSS、ASAHI Corsair 微导管未通过闭塞段

将 SION 导丝置于锐缘支，送入 2.0mm×15mm 球囊以 12atm 扩张后锚定指引导管增强支撑，沿主支导丝送入 ASAHI Corsair 导管反复尝试，未能成功通过闭塞段

更换旋磨导丝成功送至远段，反复尝试送入 1.25mm 旋磨头无法通过闭塞段

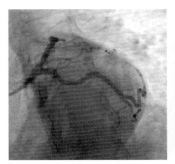 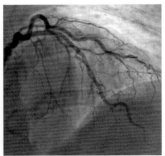

EBU3.5 指引导管插入左冠开口处，行前降支及回旋支 PCI 术后

【第二次入院】

冠脉 CTA（2019 年 11 月 5 日）：右冠闭塞，闭塞段较长，闭塞段内可见弥漫严重钙化。

超声心动图：左房饱满，二尖瓣、主动脉瓣、三尖瓣轻度反流，EF 60%。

入院后生化检查：TC 3.14mmol/L，TG 1.77mmol/L，HDL 1.0mmol/L，LDL 1.76mmol/L，K^+ 3.65mmol/L，CK 114.1U/L，CK-MB 1.53ng/ml，TNT 0.007ng/ml，BNP 19.9pg/ml，Scr 83.9μmol/L，ALT 19.7U/L，AST 17.6U/L。

入院后用药：阿司匹林 100mg，口服，每日 1 次；替格瑞洛 90mg，口服，每日 2 次；单硝酸异山梨酯片 30mg，口服，每日 1 次；瑞舒伐他汀 10mg，每晚 1 次；依折麦布 10mg，口服，每日 1 次。

【第二次介入手术操作实录】

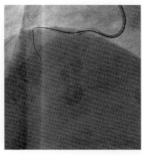

7F AL 1 指引导管到达右冠开口,在 FINECROSS 微导管支撑下尝试 FIELDER XT 导丝送至闭塞段,送入 Predilation balloon 2.0mm × 15mm 对右冠近段病变进行扩张,造影示狭窄减轻

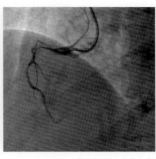

GAIA FIRST 成功通过闭塞段,造影显示导丝远段位于真腔

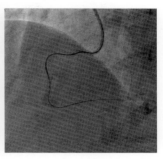

FINECROSS、ASAHI Corsair 微导管未通过闭塞段

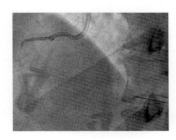

交换 SION BLUE 导丝至右冠远段,先后送入 Predilation balloon 1.0mm × 10mm、Predilation balloon 1.2mm × 8mm、Predilation balloon 2.0mm × 15mm 球囊对右冠近中段进行扩张

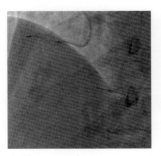

交换 Rotablator guidewire 至右冠远段,使用 1.25mm Burr 以 160 000r/min × 12s 对右冠近段及终端旋磨 5 次

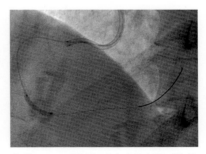

交换 SION 导丝至右冠远段,沿导丝送入 Predilation balloon 2.0mm × 15mm 球囊对右冠中远段进行扩张

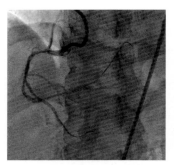

造影显示狭窄减轻,将 SION
BLUE 导丝置于锐缘支

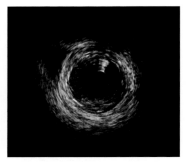

行 IVUS 检查,RCA 扩张旋磨后
弥漫纤维斑块、血肿远端参考直径
2.27mm,近端参考直径 3.1mm

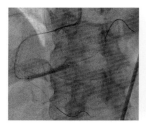
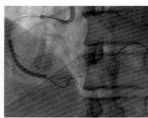
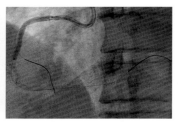

沿右冠导丝先后送入 DES 2.5mm × 30mm、DES 2.75mm × 35mm、DES 3.0mm × 35mm 支架,三支架串联,以 12atm 释放,用 NC Balloon 2.5mm × 15mm、EMPIRA NC 3.0mm × 15mm 行后扩张

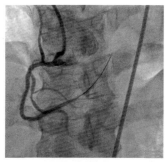

造影示支架贴壁良好,无夹层,远
端血流 TIMI 3 级

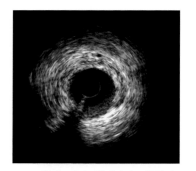

IVUS 检查:支架贴壁良好,膨胀良好,远端支架内最小面积 $4.1mm^2$,近段支架内最小面积 $7.4mm^2$

【手术要点分析】

1. CTO 病变导丝通过后球囊无法通过的解决之道

随着 CTO 专用器械和技术的发展,导丝通过 CTO 病变的成功率明显升

高,但是由于病变钙化或以纤维斑块为主的 CTO 病变,会出现导丝通过 CTO 病变,而球囊或微导管不能通过病变的情况。常用的处理策略如下。

(1)增加指引导管的支撑力:在导丝通过后球囊不能通过病变的情况中,50%~60% 的患者可以通过增加指引导管支撑力和稳定性的措施而使球囊通过病变。可以采用预先选用支撑力较强的指引导管和大腔指引导管,以免术中发现支撑力不够,再去换指引导管,增加手术操作的复杂性,如 7F 或 8F 指引导管可提供比 6F 指引导管更强的支撑力。6F、7F 指引导管支撑力相差 40% 或改变入路相同的指引导管,经股动脉支撑力更强。另外可采用指引导管深插技术,深插指引导管后,会使支撑力提高,使球囊前行通过病变。但对于开口病变患者,在深插指引导管时注意不要损伤冠脉开口。

(2)锚定技术:"锚定技术" 是指在靶病变近端的分支血管,或另一支非靶病变血管中放置导引钢丝和球囊,多采用比分支血管直径略大的球囊,并低压(4~6atm)扩张,借此固定指引导管并增强其同轴性和支撑力,从而有利于球囊通过病变。例如,当治疗 RCA-CTO 病变时,在锐缘支或圆锥支内放入球囊,然后低压充盈球囊;LAD-CTO 病变时可以在 LCX 放置球囊,注意时间不宜过长。

(3)子母导管技术:该技术可较好地提高指引导管的支持力,5F 子导管伸出母导管 5mm 则相当于提供了 7F 指引导管的支撑力,伸出 10mm 则接近于提供 8F 指引导管的支撑力,但因其采用 OTW 的设计,近端末端还需要额外连接一个 Y 阀,才能送入球囊,因此球囊伸出远端指引段的距离有限,这种设计,一些远端病变球囊就无法到达病变,难以处理 4in 6 子母导管的优势:4F 子导管更细,尖端更软且有 15cm 亲水涂层,因此更适合深插。4F 子导管内腔只有 1.27mm(5F:1.5mm),输送支架尺寸有限。与 Guidezilla 相比,4F 子导管因为直径小,推送力、通过性、扭控性均更好。

(4)使用 Guidezilla 导引延长导管:Guidezilla 由 120cm 不锈钢近端海波管和 25cm 导引导管段组成,内径 0.057″(1.45mm),外径 0.066″(1.68mm),采用快速交换设计,像球囊一样输送进入冠脉,为 PCI 治疗创建了一条通路,达到增加支撑支持和器械输送的目的。与子母导管比较,一是球囊可以沿着 6F 指引导管末端(Guidezilla 伸入的同一个口)伸出更长的有效距离,处理更远端病变;二是输送能力较子母导管增加 22%;三是外径较子母导管小 0.001F,更容易进入复杂的解剖结构,更容易通过钙化和迂曲的病变。

(5)双导丝技术:也可称作 "伙伴导丝",即选择尖端较软的一条导丝,把其送入到靶病变血管近端的分支中或非靶病变血管的任何一条血管中,并尽量送到该分支血管的远端,这在一定程度上增加了指引导管的支撑强度。

(6)交替使用不同微导管:如 Finecross 微导管无法通过,可更换使用 Corsair 导管。Corsair 导管尖端柔软,呈锥形设计,与病变之间的协调性好,通过性好,在导丝过去后可以旋转前进通过病变扩张。微导管通过闭塞病变相当于 1.25mm 球囊导管扩张,一旦该导管通过闭塞病变,可以通过该导管更换导引钢丝,大部分病例可直接选用直径 2.0~2.5mm 的球囊对闭塞病变进行预扩张。

(7)小球囊反复扩张掘进。

(8)使用旋磨技术:在血管严重钙化,导丝通过病变而球囊不能通过时可考虑使用冠脉斑块旋磨术,其采用钻石颗粒旋磨头,根据"选择性切割"的原理选择性地祛除纤维化或钙化的动脉硬化斑块,而具有弹性的血管组织在高速旋转的旋磨头通过时会自然弹开,对于球囊无通过的病变,不仅提高即刻效果,并降低远期再狭窄率。如果正向微导管可以通过病变,能够通过微导管顺利交换旋磨导丝,旋磨能够得以顺利进行。但是,如果微导管不能通过病变,旋磨前更换旋磨导丝会比较困难,此时可尽可能将微导管深插至闭塞段内,小心操作旋磨导丝通过闭塞病变,并尽可能到达血管远端,有助于加强支撑力。

2. 第二次手术较第一次手术进行了哪些改进使得右冠 CTO 成功开通

第一次手术时采用桡动脉入路,选用了 6F AL0.75 指引导管,指引导管可到位,但在交换旋磨导丝过程中指引导管同轴性不佳、支撑力不强。右冠近段病变球囊扩张等预处理不充分,旋磨头未通过,右冠开通未成功。第二次手术前做冠脉 CTA 评估右冠病变钙化、闭塞段长度、远端血管床等病变信息,为制定介入策略提供参考。手术时采用股动脉入路,选用支撑力更强的 7F AL1 指引导管,在对右冠近段病变进行充分预处理的情况下,成功交换旋磨导丝至病变远端,旋磨成功,右冠 CTO 成功开通。

两次介入手术比较

	第一次	第二次
入路	桡动脉	股动脉
Guilding	6F AL0.75	7F AL1
冠脉 CTA 术前评估	否	是
右冠近段病变预处理	不充分	充分
旋磨	旋磨头未通过	旋磨成功

(高磊　张颖倩)

病例2　三维CTA与DSA实时融合技术指导冠脉慢性闭塞病变介入治疗

【基本情况】

男性,37岁。

［主诉］活动时胸痛5天。

［病史］患者入院前5天运动时出现胸骨后压榨样的疼痛,休息5分钟后缓解,此后症状逐渐加重,入院当天无明显诱因下出现胸痛发作。

［诊断］

1. 冠状动脉粥样硬化性心脏病　急性下壁心肌梗死　心功能Ⅰ级(Killip分级)。

2. 高脂血症。

［冠心病危险因素］吸烟、高脂血症。

［超声心动图］心脏超声示:节段性下壁运动障碍、二尖瓣轻度反流、左室射血分数58%。

心电图:

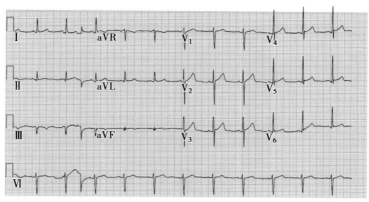

窦性心律,非特异性ST改变

心肌酶:肌钙蛋白T 0.549ng/ml,CK-MB 1.02ng/ml。

【基础造影】

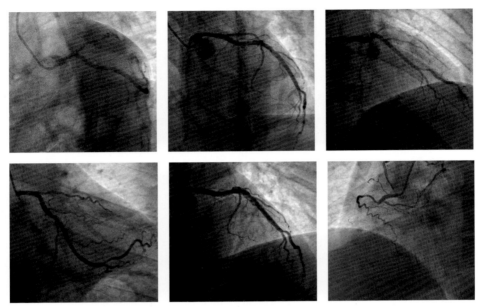

第一次介入术前冠状动脉造影：前降支自开口完全闭塞；回旋支未见严重狭窄；右冠近段发出心房支后完全闭塞

【手术实录】

2017 年 5 月 4 日，右冠介入治疗：经右侧 6F 桡动脉鞘，将 JR4.0 指引导管置入右冠开口，Sion 导丝顺利通过右冠闭塞段到达右冠远段，Runthrough 导丝送入闭塞附近的右室支保护分支，先使用抽吸导管行血栓抽吸，抽吸少量血栓，再用 2.0mm × 20mm 球囊以 12atm 预扩张右冠闭塞狭窄处，然后在右冠由远及近植入 2.75mm × 29mm（8atm）、3.0mm × 13mm（10atm）重叠释放，使用 3.0mm × 12mm 非顺应性球囊 14~20atm 在支架内进行后扩张，复查右冠冠状动脉造影：支架贴壁良好，未见支架两端夹层，未见明显残余狭窄，前向 TIMI 血流 3 级，效果满意。

2017 年 5 月 8 日，冠脉 CT：前降支开口无残端闭塞，同时前降支开口处有明显分支，前降支闭塞远端正常段位置明确，闭塞长度超过 20mm，闭塞段未有钙化及迂曲，CT-RECTOR Score 为 2 分，30 分钟开通率为 57%，在三维重建图像，明确闭塞段的走行方向，推荐介入治疗时最佳投照体位：LAO 40CAU 33。

三维冠脉 CTA 与冠脉造影融合：在介入手术前，将冠脉 CTA 原始资料导入 GE IGS530 软件，应用 Auto Coronary Analysis 快速重建 CTA 图像，应用 EP

XpressCT 协议重建冠脉 CTA,应用 Segment other object 重建脊柱和气管,用来术中 2D 透视与 3D 配准,Any structure 用来重建脊柱和气管,Small Vessels 重建生成冠脉,并可在 CT 图像上生成闭塞的冠脉,Volumes Summary 融合后保存状态,EPVision 融合输出后术中指导介入治疗。

2017 年 5 月 9 日,三维 CTA 与 DSA 实时融合指导前降支开口无残端 CTO 介入治疗:通过右侧桡动脉 6F 鞘,将桡动脉造影导管置入右冠开口,通过右侧股动脉 6F 鞘置入 EBU3.5 指引导管于左冠开口,在 CTA 与冠脉造影融合图像指导下,在 Finecross 微导管支撑下,调试 Runthrough、fielder XT、Gala first 通过前降支闭塞近段斑块,但导丝反复进入附近的中间支,改用 conquest pro 导丝,导丝通过前降支闭塞段,到达前降支远段,实时融合图像显示导丝在真腔,通过右冠逆向造影及 IVUS 证实,conquestpro 导丝在真腔,同时 IVUS 示:远段参考内径为 3.0mm、近段参考内径为 4.6mm²,病变长度为 38.34mm,近段正常段在左主干远端,通过微导管,将 conquestpro 交换成 Runthrough 导丝,将 BMW 导丝送入回旋支根据实时融合图像,准确送入 1.20mm×8mm 球囊、2.0mm×20mm 球囊,以 12atm 对前降支病变进行预扩张,送入 3.0mm×38mm 于前降支 - 左主干处,根据实时融合图像确认支架位置,以 12atm 扩张释放,送入 3.0mm×12mm(14~18atm)、4.0mm×9mm(18atm)对支架进行后扩张。复查 IVUS 示支架贴壁好,支架两端未见夹层,最小管腔面积 7.06mm²。造影复查示:支架贴壁良好,未见支架两端夹层,未见明显残余狭窄,回旋支开口明显狭窄,前向 TIMI 血流 3 级,效果满意。前降支 CTO 介入治疗:导丝通过 CTO 病变 29 分钟,总共耗费时间 1 小时 43 分钟,射线剂量 5 803mGy。

【术中影像】

右冠介入治疗:

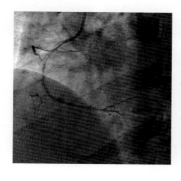

经 JR4.0 指引导管 Sion 导丝顺利通过右冠闭塞段到达右冠远段,Runthrough 导丝右室支保护分支,先抽吸少量血栓 TREK 2.0mm×20mm 球囊以 12atm 预扩张后

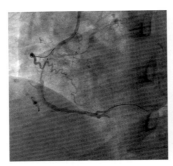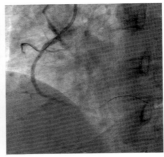

在右冠由远及近植入 Firebird2 2.75mm × 29mm（8atm）、
3.0mm × 13mm（10atm）重叠释放

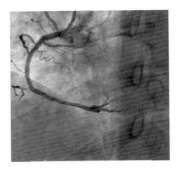

使用 NC Sprinter 3.0mm × 12mm
14~20atm 在支架内进行后扩
张后最终结果

前降支介入治疗：

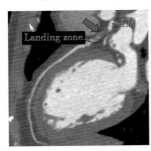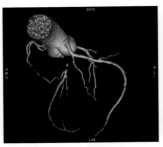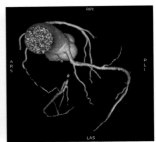

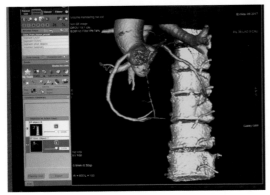

前降支介入前 CTA 分析：明确前降
支开口位置、前降支走行方向、前降支
CTO 段有无重要分支，并且将 CTA 与
脊柱及气管匹配

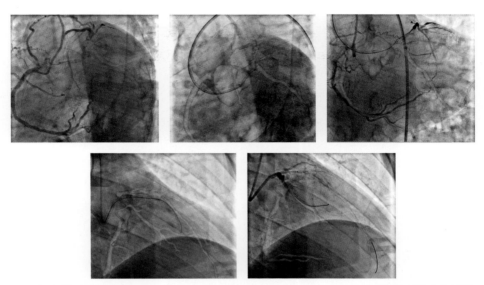

CTA与冠脉造影图像融合指导导丝通过前降支CTO病变：在CTA与冠脉造影融合图像指导下，在Finecross微导管支撑下，最终conquest pro导丝通过前降支闭塞段，到达前降支远段

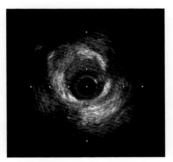

前降支IVUS：前降支导丝全程在血管真腔内，远段参考直径3.0mm，近段参考直径4.6mm

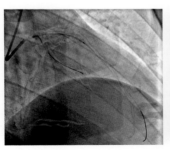
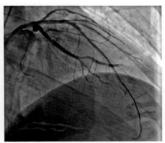

支架定位、释放：前降支植入3.0mm×38mm支架，近段用后扩张球囊4.0mm×9mm进行POT

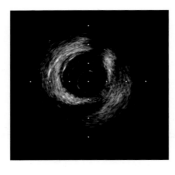

支架后 IVUS，复查 IVUS
示：最小管腔面积 7.06mm^2，
近段支架贴壁良好

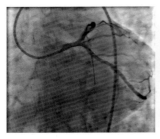 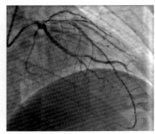 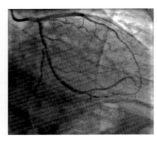

最后冠脉造影：支架释放良好，未见夹层

【手术要点分析】

三维 CTA 与 DSA 实时融合技术指导冠脉慢性闭塞病变介入治疗。

冠脉造影是冠脉狭窄诊断的金标准。但在病变分析上，特别是慢性闭塞性病变，冠脉 CTA 有一定的优势。该病例在处理急性心肌梗死相关的右冠后，运用冠脉 CTA，更加明确了前降支开口的位置、前降支闭塞的长度、前降支闭塞的走行、闭塞有无重要的分支等。通过 CTA 三维重建可以分析介入治疗的最佳投照体位，在导丝尝试通过闭塞时，我们运用三维 CTA 与冠脉造影图像匹配、实时融合图像指导导丝的前进方向，根据融合图像实时调整导丝的方向。三维 CTA 与冠脉造影实时融合引导 CTO 开通病例，我们预测三维 CTA 与 DSA 实时融合技术指导冠脉慢性闭塞病变介入治疗，可以提高 CTO 正向开通的成功率，减少射线量及造影剂的量。但融合技术指导 CTO 的介入治疗，存在一定的局限性。由于心脏的跳动，导致融合图像匹配度存在差异，所以三维 CTA 与冠脉造影实时融合指导 CTO 开通时，除参考图像外，主要在于术者对导丝的操控。

（章明　王禹）

病例 3　逆向开通前降支 CTO 病变，IVUS 指导左主干血肿的处理

【基本情况】

女性，57 岁。

［主诉］活动后胸闷 1 年余。

［病史］患者 1 年前出现活动后胸闷，部位局限于心前区，范围如手掌大小，持续时间 3~10 分钟不等，伴有头晕、乏力症状，无胸痛、呼吸困难、咳嗽、咳痰，未引起重视及就诊此后，胸闷症状呈逐渐加重趋势。

2013 年 9 月就诊于笔者医院，心电图：窦性心律、ST-T 改变平板运动试验阳性。心脏超声：心脏结构未见明显异常，左室舒张早期充盈速率减低，左心收缩功能未见异常。诊断：冠心病、不稳定型心绞痛。

2013 年 9 月 25 日行冠脉造影检查：冠脉呈右优势，左主干可见钙化影，未见明显狭窄，前降支对角支发出后完全闭塞，对角支远端可见侧支供应第二对角支，回旋支可见斑块，未见明显狭窄，右冠全程可见斑块，远端可见侧支供应前降支主支，Rentrop 分级：Ⅱ~Ⅲ级。拟行前降支闭塞段正向介入治疗未成功，行第二对角支 PTCA 术。术后强化抗栓及控制各项危险因素治疗，患者诉胸闷症状较前略有好转。

2013 年 10 月 8 日，再次因活动后偶有胸闷不适入院。

［入院诊断］①冠状动脉粥样硬化性心脏病　陈旧性前壁心肌梗死　劳力性心绞痛 PTCA 术后（对角支）　心功能 2 级（NYHA 分级）；②高脂血症；③前庭周围性眩晕；④腔隙性脑梗死；⑤外周动脉粥样硬化。

［冠心病危险因素］

1. 绝经女性，绝经 6 年。

2. 既往高脂血症病史 10 年，未规律药物治疗。

3. 有早发冠心病家族史，父亲 62 岁死于"急性心梗"。

［超声心动图］各房室腔不大，室壁不厚，运动协调，二、三尖瓣开放尚可，关闭欠佳，LVEF：62%。

心电图：

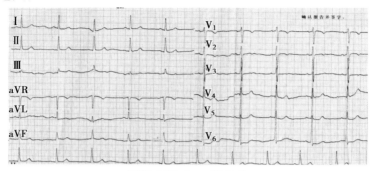

窦性心律, ST-T 段改变

[入院后生化检查] 丙氨酸氨基转移酶 20U/L, 总蛋白 63.7g/L, 血糖 4.5mmol/L, 尿素氮 5.66mmol/L, 肌酐 154μmol/L, 血清尿酸 345μmol/L, 血钾 4.35mmol/L, 总胆固醇 4.57mmol/L, 甘油三酯 3.02mmol/L, 载脂蛋白 A1 1.06g/L, 高密度脂蛋白胆固醇 1.06mmol/L, 低密度脂蛋白胆固醇 2.74mmol/L。

[入院后用药]

阿司匹林肠溶片 100mg, 口服, 1 次 /d。

硫酸氯吡格雷片 75mg, 口服, 1 次 /d。

阿托伐他汀钙片 10mg, 口服, 1 次 / 晚。

【基础造影】

2013 年 9 月 25 日。

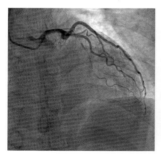
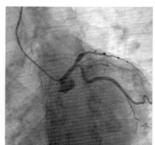
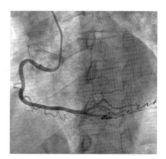

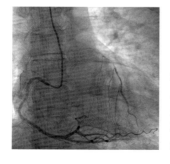

第一次手术术前冠状动脉造影, 冠脉供血右优势, 左主干可见钙化影, 未见明显狭窄前降支对角支发出后完全闭塞, 对角支远端可见侧支供应第二对角支, TIMI 3 级回旋支可见斑块, 未见明显狭窄, TIMI 3 级右冠全程可见斑块, TIMI 3 级远端可见侧支供应前降支主支, Rentrop 分级: Ⅱ ～ Ⅲ 级

第一次尝试正向开通前降支：

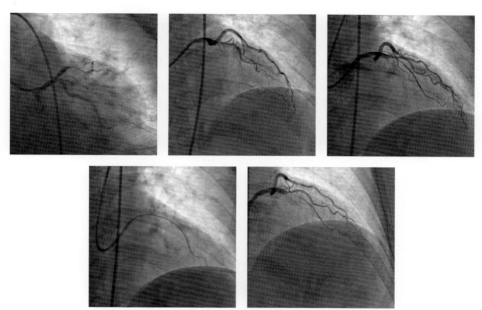

行前降支闭塞病变介入治疗 6F EBU3.5 左冠指引导管到位后，导丝未能通过闭塞病变，更换导丝，送至对角支远端，应用边支技术，在对角支开口部位应用 1.5mm×15mm 预扩球囊，以 12atm 压力扩张，反复调整主支导丝均未能通过病变，考虑正向开通可能性小，防止进一步损伤血管，放弃前降支介入治疗，拟行择期逆行介入治疗

【手术实录】

患者存在手术及介入治疗的高危因素：患者绝经女性，合并高脂血症，有冠心病家族史，临床反复出现活动后胸闷症状，运动试验呈前壁缺血表现。6个月前行冠脉造影检查提示：前降支近端完全闭塞，右冠侧支供应前降支，Rentrop 分级：Ⅱ~Ⅲ级，前向介入治疗未成功，现仍间断出现活动后胸闷症状，因患者为前降支 CTO 病变，分析前降支断端呈钝性，且闭塞部位发出对角支，为 CTO 正向开通困难病例，曾经尝试正向介入失败，此次介入治疗拟行逆向开通入路，选择穿刺双侧股动脉，7F 鞘管，建立双向通道。

1. 7F BL 3.5 指引导管至左冠开口，7F AL 1.0 指引导管至右冠开口处，在微导管支撑下，180cm 导丝送至右冠远端侧支处，应用微导管行选择性侧支造影，选择侧支循环通道，导丝顺利通过侧支送至前降支闭塞部位，微导管跟进至前降支闭塞部位。

2. 交换导丝，沿微导管支将导丝送至闭塞端，应用 Knuckle 导丝技术，建立逆向通道。

3. 正向导管在微导管支撑下送入导丝,同逆向导丝,行导丝对吻技术。逆向导丝送至正向指引导管内行微导管内完成对吻钢丝技术,微导管正向通过前降支病变,送入正向导丝至前降支远段为明确导丝走行,行 IUVS 检查,结果示:前降支中段闭塞端血管萎缩明显,呈 360° 纤维斑块及钙化形成;可见边支血管汇入,可见逆向导丝位于血管内膜夹层内;近端可见逆向导丝进入血管真腔;前降支近端 5~12 点方向可见夹层及血肿形成,延伸至左主干体部,撤出逆向导丝及微导管,逆向造影检查确认侧支血管完整,未见渗血。

4. 沿正向导丝送入 2.5mm × 15mm 预扩球囊,对前降支病变以 10~16atm 进行扩张 4 次,造影显示前降支远端血管显影。

5. 沿导丝串联植入 DES 3.5mm × 33mm、4.0mm × 23mm 支架由远至前降支开口,两支架重叠 2~3mm 以 10~16atm 释放。

6. 造影检查可见左主干至前降支近段血管管壁造影剂滞留,高度怀疑逆向夹导致形成。

7. IVUS 检查,结果示:支架全程贴壁良好,支架远端未见夹层支架内未见组织脱垂,无血栓形成,远端管腔最大直径 2.41mm,管腔面积 4.30mm²,近端管腔最大直径 3.43mm,管腔面积 8.74mm²,近端可见支架外半月形血肿形成,向近端延展至左主干体部,未见破口管腔最大直径: 2.97mm,管腔面积:5.74mm²,狭窄 67%,回旋支开口部位可见偏心性斑块形成,未见受累。

【术中影像】

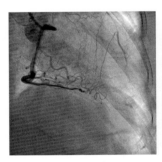 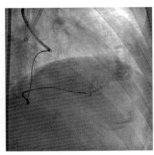 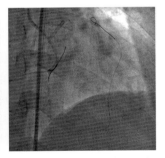

正向:7F BL3.5;逆向 7F AL 1.0 支撑下,逆向导丝通过病变

微导管行选择性血管造影检查

导丝送至回旋支远端导丝锚定,逆向在微导管支撑下送入导丝至前降支闭塞端,行 Knuckle 导丝技术

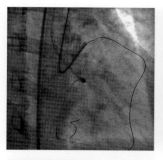 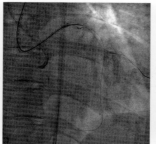 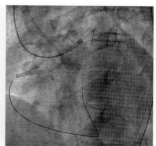

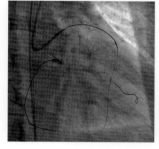

正向导管在微导管支撑下送入导丝,行导丝对吻技术逆向导丝送至正向指引导管内行微导管对吻钢丝技术,微导管通过逆向导丝正向通过前降支病变,正向送入导丝通过病变部位送至中远段分支

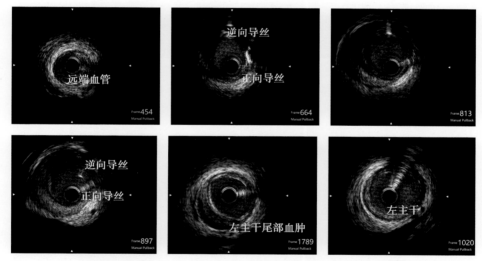

沿正向导丝行血管内超声检查,结果示:前降支中段闭塞端血管萎缩明显,呈360°纤维斑块及钙化形成;可见边支血管汇入,可见逆向导丝位于血管内膜夹层内;近端可见逆向导丝进入血管真腔;前降支近端5~12点方向可见夹层及血肿形成,延伸至左主干体部考虑行Knuckle导丝技术时引起

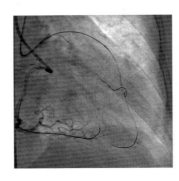

撤除逆向导丝及微导管,逆向造影检查确认侧支血管完整,未见渗血

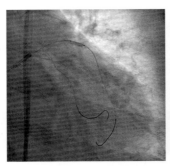
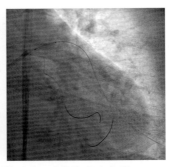

沿导丝送入 2.5mm×15mm 预扩球囊,对前降支病变以 10~16atm 进行扩张 4 次,造影显示狭窄减轻,远端血流 TIMI 3 级

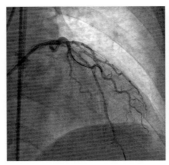
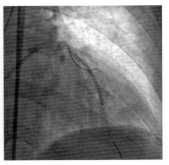

沿导丝送入 3.5mm×33mm 支架至前降支中段,以 10atm 释放

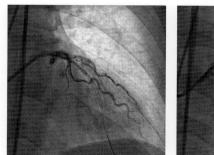
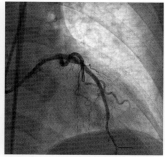

沿导丝送入 4.0mm × 23mm 支架以中段支架重叠，以 10~16atm 释放，共 2 次

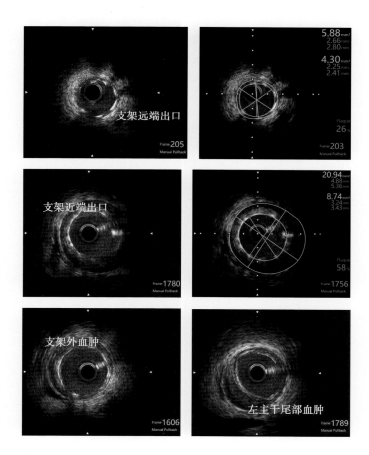

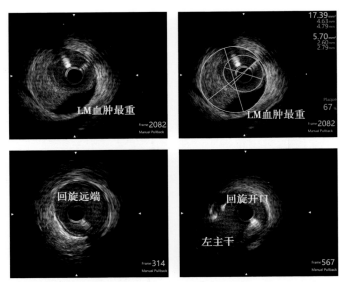

术后行IUVS检查,结果示:支架全程贴壁良好,支架远端未见夹层,支架内未见及组织脱垂,无血栓形成远端管腔最大直径2.41mm,管腔面积4.30mm²,近端支管腔最大直径3.43mm,管腔面积8.74mm²,近端可见支架外半月形血肿形成,向近端延展至左主干体部,未见破口管腔最小直径:2.79mm;管腔面积最小:5.7mm²;狭窄最重67%回旋支开口部位可见偏心性斑块形成,未见受累

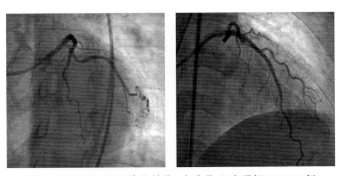

冠脉造影结果,左冠脉蜘蛛位,右头位血流通畅,TIMI3级

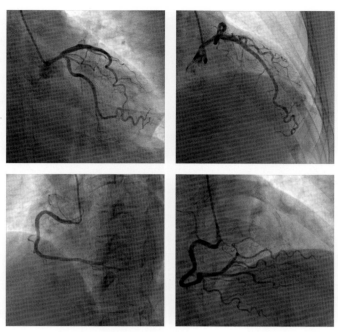

2015 年 3 月 18 日复查冠脉造影结果：左主干未见狭窄，前降支近段可见支架影，未见明显狭窄，远端血流 TIMI 3 级；回旋支未见狭窄，远端血流 TIMI 3 级，右冠未见狭窄，远端血流 TIMI 3 级

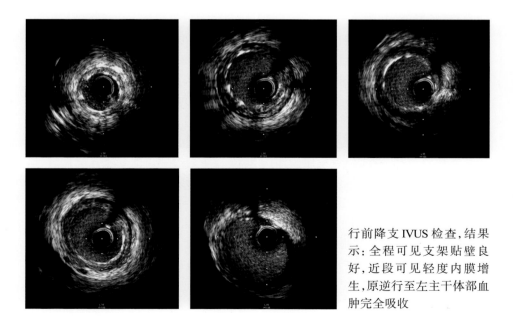

行前降支 IVUS 检查，结果示：全程可见支架贴壁良好，近段可见轻度内膜增生，原逆行至左主干体部血肿完全吸收

【手术要点分析】

1. CTO 介入诊疗的意义

目前有充分证据显示,开通 CTO 病变,可延长患者生命,改善左室功能,增加心肌电活动稳定性,减少心律失常事件,同时也为未来不可预测的急性冠脉闭塞事件提供部分侧支循环,增加以后可能出现的冠状动脉闭塞事件耐受性,减少 CABG,提高生活质量。随着专用器械及术者技术水平的提升,成功率不断增加。目前适应证包括:药物难治性心绞痛;无创检查提示大面积心肌缺血;冠状动脉造影显示血管和病变的解剖形态适于介入治疗等。近年来,随着技术发展,适应证也在不断扩大。

2. 逆向 CTO 手术成功的关键

90% 的 CTO 病变都可经正向开通,但也有 10% 左右是要依靠逆向技术的。逆向 CTO 适应证:①正向失败;②CTO 病变形态不利,如平头,多分支发出;③近端纤维帽较硬使正向导丝难以通过;④冠状动脉造影检查不能判断正向入口;⑤具有逆向侧支通道。成功的关键,涉及病变、患者、器械及术者多因素:①正确的病例选择;②指引导管良好的支撑力;③微导管的熟练使用和操作;④各种类型导丝特性的掌握和选择;⑤各种逆行导引钢丝技术的灵活应用;⑥多角度投照,详尽分析图像;⑦术者的耐心和坚持。

3. 逆向 CTO 的技术要点

标准的逆向 PCI 主要包括两个关键技术,即反向控制性前向和逆向内膜下循径(control antegrade and retrograde subintimal tracking,CART)技术和轨道建立(延长导丝)技术。

(1)CART 技术:沿逆行导引钢丝送入外径较小的球囊(直径为 1.25~1.5mm)至闭塞病变处,然后低压扩张,为了保证该扩张部位保持开放状态,有时需把该球囊留置在闭塞病变处,然后操控前向导引钢丝进入该通道从而进入血管远端。在进行 CART 技术时,必须密切观察两根指引导管的压力,及患者心电图变化,因为此时患者可能会出现心肌缺血,如果操作时间过长,有些患者甚至会出现恶性心律失常。必须指出的是,在 CART 技术中尽管选用了外径较小的球囊,但由于侧支血管直径较小,血管迂曲,有时该球囊很难通过侧支血管进入靶血管,这时不宜粗暴操作,更不建议扩张侧支血管,尤其是心外膜的侧支血管,因为侧支血管壁较薄,容易出现血管穿孔。具体步骤:①正向导丝通过近端血管真腔进入 CTO 病变,并穿入血管内膜下;②逆向导丝在微导管或整体交换(over-the-wire,OTW)球囊支持下通过侧支血管到达闭塞病变远端,并在闭塞部位穿破远端纤维帽进入 CTO 病变内膜下;③沿逆向导丝送入小直径球囊(直径 1.5~2.5mm)至病变内膜下扩张,扩大血管假腔空间;④球囊放气后于内膜下略回撤以保持假腔空间的开放状态,同时操控正向导丝穿入逆向球囊所形成的假腔空间内,最终进入远端血管真腔。由于 CART 技术造成的夹层未超出 CTO 病变近端,且远端真腔被完全保护,因此其远期预后优于内膜下寻径及重入真腔(subintimal tracking and reentrying,STAR)技术。经典的 CART 技术需经侧支血管逆向送入球囊导管,在某些复杂 CTO 病变中该操作有时无法实现,且存在引起侧支血管损伤甚至破裂风险。因此,CART 技术适用于对吻导丝技术失败情况下即正向和逆向导丝均进入假腔不能实现对吻,且病变解剖特点适于本技术时使用。

　　与 CART 技术相比,反向 CART 技术不需要逆向送入球囊导管,引起侧支血管损伤、穿孔的风险小,操作相对安全、简便。因此目前多数学者更倾向于选择反向 CART 技术,即沿正向导丝送入球囊在内膜下扩张形成局限假腔,再操控逆向导丝穿入扩大后的假腔,最终送入闭塞段近端血管真腔。其适应证为:①闭塞病变位于血管近端;②正向及逆向导丝均无法进入对侧血管真腔,行对吻技术失败;③供血血管无明显狭窄为进一步扩大假腔可同时沿正向和逆向导丝送入球囊至病变处内膜下扩张,使双向假腔空间贯通,便于正向或逆向导丝通过,称为 Confluent Balloon Inflation 技术。采用反向 CART 技术或改良反向 CART 技术后,术者一定要避免通过正向指引导管造影,这将导致造影剂进入假腔并沿内膜下前行,使假腔向闭塞远端扩展压迫真腔,严重时甚至导致手术失败。当病变经过球囊充分扩张后,可通过 IVUS 确定病变的范围,并指导支架的植入。Knuckle 导丝技术(Knuckle wire technique,KWT)在早期开通 CTO 技术占有重要地位。该技术利用导丝体部硬度由远到近逐渐增强的原理,增加导丝沿血管结构内通过闭塞段的能力,适用于:闭塞段血管存在严重迂曲、钙化、走行不十分清晰或者支架内闭塞等较难操作,术中交换 Knuckle 导丝推送至接近近端纤维帽的位置或与正向导丝尽可能接近的位置,然后采用正向导丝对接方法或正逆向导丝对接,建立正向轨道而 Knuckle 导丝往往在内膜外寻径,易造成内膜的损坏,以内膜外血肿及穿孔最为常见。

　　(2)轨道建立技术:要将逆向导丝经侧支循环进入正向指引导管内,故需专用长导丝和短的指引导管。轨道建立的前提是微导管要穿过侧支循环血管并进入正向指引导管内,但在实际操作中并非易事,往往造成交通血管损伤;且环形轨道建立后,导丝不可避免会对侧支循环血管产生张力,易致侧支循环血管损伤破裂;另外,如果没有专用的长导丝,实施此项技术会非常困难并费时费力。国内目前主要有旋磨导丝、300cm 的 BMW 导丝和 260cm 的 Fielder FC 导丝可供选择。旋磨导丝的缺点是过细、太软易折,而 BMW 和 Fielder FC 导丝杆太硬,可能推送困难。轨道建立技术要将逆向导丝经侧支循环进入正向指引导管内,故需专用长导丝;另外,如果没有专用的长导丝,实施此项技术会非常困难并费时费力,逆向指引导管可以不用短的指引导管。

　　逆向 CTO,手术中要注意以下几点:①正向介入技术是治疗 CTO 病变的主流;②合理地选择患者,适时的收手非常重要;③逆向技术需要进行充分的技术及器械准备,尤其是熟练使用微导管及熟悉各种导丝性能;④侧支尽量选择穿隔支,而不是心外膜血管,减少穿孔等并发症;⑤警惕对侧正常血管的意外并发症,尤其是急性血栓形成;⑥术中充分抗凝,最好有 ACT 的监测。

4. 左主干逆向血肿的处理及 IVUS 的指导意义

血管内膜损坏是 CTO 病变处理中最常见的问题,重者表现为夹层、血肿,甚至渗出。IVUS 是识别血管损伤的最佳选择,而 OCT 或单纯造影均可能加重内膜损伤,在 CTO 介入治疗中,要谨慎使用。同时,IVUS 对于夹层及血肿的起源、终止,纵向及横向损害程度均可有明确的指导意义。我们提供的病例中,逆向操作造成前降支近端内膜损伤。IVUS 显示,远端植入支架,夹层出口封闭,血肿逆向进展至左主干,未见明确的夹层入口。虽然目前大多数学者建议:左主干 MLA$<6.0\text{mm}^2$,狭窄$>50\%$ 为介入干预的指征,但此患者左主干内管腔面积足够,远端血流通畅,临床出现血肿加重或急性血管形成的风险不大,有保守治疗的条件术后加强监护,强化抗栓,严格控制血压,警惕血肿增大或逆行撕入主动脉窦。在后期的随访中,经造影及 IVUS 证实,血肿明显吸收,患者预后良好。但也有反思:①术后是否应早期行主动脉 CTA 检查?警惕血肿逆行至主动脉? ② Knuckle 导丝推进过快,是造成逆向血管损伤的主要原因。术中,谨慎使用 Knuckle 技术,轻柔操作,尽可能减少血管内膜损伤是关键。

5. IVUS 在 CTO 中的作用

IVUS 作为腔内影像的手段,在 CTO 操作中有不可替代的优势:①操作简单,而 OCT 检查,需要高压力注射造影剂,容易造成血管损伤加重;②如本例患者,IVUS 可明确指导导丝走行位置,判断真假腔,避免不可挽回的血管损伤;③在难于判断闭塞端管腔走行时,IVUS 可帮助指导导丝前进的方向,增加开通率;④CTO 病变血管长期处于闭塞状态,管腔会出现废用性萎缩,IVUS 可以协助判断管腔真实面积,选择更加匹配的支架、更好的着陆点;⑤对于手术过程中可能出现的夹层、血肿等并发问题,IVUS 会提供更有力的信息,保证手术的安全有效。

（熊敏俊　张丽伟）

第五节　腔内影像在钙化病变中的应用

病例 1 ECMO 支持下左主干分叉伴极重度钙化病变处理

【基本情况】

女性,76 岁。

[主诉] 主因"活动后胸闷 10 余年,加重 20 余天"入笔者医院心外科。

[病史] 患者活动后胸闷病史 10 余年,均在活动后出现胸闷、喘憋,偶伴有出汗,休息可缓解,未予重视,未进行治疗,2019 年 10 月 4 日患者晚夜间出现胸闷气促,不能平卧,就诊于当地医院,冠脉造影后因病变严重未行血运重建治疗,症状未能缓解,为进一步治疗来笔者医院。

[入院诊断] 冠心病　陈旧性心肌梗死　心功能 Ⅲ 级;高血压 Ⅱ 级　很高危。

[冠心病危险因素] 既往有"高血压"病史 10 年,血压控制尚可。无烟酒史。

[心电图]

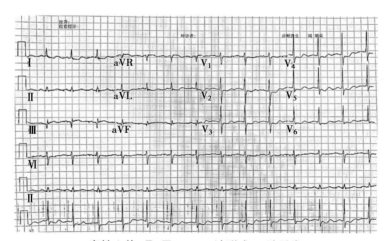

窦性心律,Ⅱ、Ⅲ、aVF Q 波形成,T 波异常

[超声心动图] 下壁节段性室壁运动障碍,EF 45%。

[入院后生化检查] 血常规:血红蛋白 136g/L,白细胞计数 10.25×10^9/L,中性粒细胞 62.6%;血生化:肌钙蛋白 0.023ng/ml,CK 127.8U/L,CK-MB 28.3U/L,低密度脂蛋白胆固醇 1.65mmol/L,脑利钠肽前体 3 916.0pg/ml ↑。

［入院后用药］阿司匹林肠溶片、替格瑞洛片、单硝酸异山梨酯缓释片、瑞舒伐他汀、培哚普利叔丁胺片、苯磺酸氨氯地平片、雷贝拉唑钠肠溶片、氯化钾缓释片、螺内酯。

【基础造影】

外院冠脉造影显示：

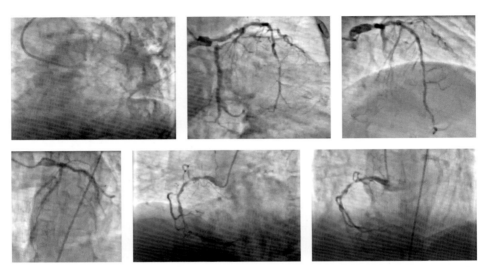

冠脉极重度钙化，冠脉左主干 + 三支病变，左主干末端 - 前降支 95% 狭窄，回旋支开口疑似闭塞 100%，右冠全程弥漫性狭窄，最重 95%

【手术实录】

［术前评估及治疗策略］患者 GRACE 评分 251，为高危。

入院后反复胸闷、左心衰竭、缺血发作，拒绝冠脉搭桥（多次心力衰竭发作，外科拒绝搭桥），为求进一步治疗由心外科转至笔者科治疗。转科后即发生急性左心衰竭，经抢救病情稍控制平稳，患者绝对卧床。治疗组就该患者病情进行讨论：①患者高龄、冠脉三支病变伴极重度钙化，首选外科搭桥，但外科拒绝搭桥，PCI 治疗也属高危患者，患者手术难度极高，术中需要使用旋磨、影像学检查等，预计手术时间长，术中随时可能出现病情变化，如无循环支持，无法完成手术；②患者反复出现急性左心衰竭，在转运至手术室、搬动及术中均可能出现急性左心衰竭发作，危及生命；③患者无明确出血风险，如手术顺利，ECMO 带机时间短，出现并发症风险较小；因此治疗组决定在 ECMO 支持下行高危 PCI 手术治疗。

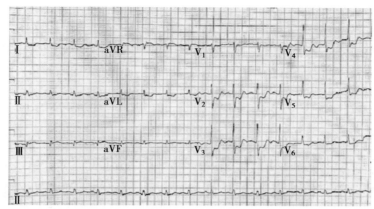

胸闷时心电图：窦性心律，可见广泛 ST 段压低

在充分考虑患者病情及转运、感染等风险情况下，制定策略为在病房行气管插管，转运至导管室行 ECMO 植入后再行 PCI 治疗。术前准备策略：完善术前准备及评估：关注患者血钾水平，减少心肌耗氧量。

根据造影结果，对回旋支和前降支行介入手术：

1. 将 7F EBU 3.5 指引导管插入到左冠开口，将 Runthrough 导丝通过前降支病变到达远段。

2. 另一 Runthrough 导丝尝试通过回旋支，未成功，升级导丝，在 Finecross 微导管支持下分别尝试 Fielder XT、ULTIMATEbros 3、Miracle 6、PILOT 150、PILOT 200 均未能通过闭塞段，更换为 Conquest Pro 多次尝试成功通过 LCX 近端病变达到血管远段。

3. 沿导丝分别尝试 Finecross、Corsair 微导管均无法通过 LCX 近端病变，在 Guidezilla 辅助下，采用预扩球囊 1.0mm×10mm、预扩球囊 1.2mm×8mm 和预扩球囊 1.25mm×15mm 以 10~12atm 进行预扩张，Corsair 微导管多次旋转推送后通过回旋支病变到达血管远段。

4. 交换旋磨导丝，采用 1.5mm 和 1.75mm 磨头进行旋磨，预扩球囊 2.5mm×15mm 和后扩球囊 3.0mm×12mm 再次预扩，造影显示狭窄较前明显减轻。

5. 交换旋磨导丝到前降支，采用 1.75mm 磨头对前降支进行旋磨，造影显示狭窄较前减轻。

6. IVUS 检查。

7. 沿前降支导丝送入 DES3.0mm×18mm 支架于前降支近中段，两端覆盖病变，以 10atm 扩张释放，将支架球囊放置于前降支开口进行保护，沿回旋支导丝送入 DES 3.5mm×13mm 支架于回旋支开口，远段覆盖病变，近端入左主干末端，以 10atm 扩张释放以 10atm 同时扩张前降支及回旋支球囊。

8. 沿前降支导丝送入 DES 3.5mm×18mm 支架于前降支开口，远端覆盖病变，近端入左主干末端，以 10atm 扩张释放沿前降支和回旋支分别送入后扩球囊 3.5mm × 12mm 以 12atm 进行对吻扩张。

9. IVUS 检查。

10. 造影确认支架膨胀贴壁良好，无残余狭窄，无夹层，远段血流 TIMI 3 级。

11. 沿右侧股动脉鞘植入 IABP。

【术中影像】

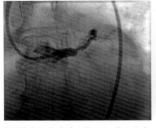

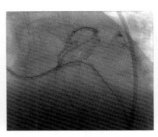

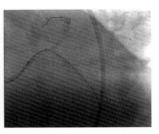

冠脉极重度钙化，左主干末端 - 前降支 95% 狭窄，回旋支开口疑似闭塞 100%

导丝通过回旋支病变

回旋支微导管跟进困难

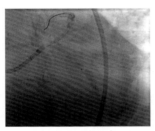

Corsair 微导管多次旋转推送后通过回旋支病变到达血管远段，确认真腔

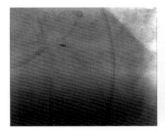

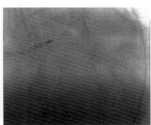

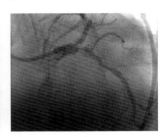

采用 1.5mm 和 1.75mm 磨头进行回旋支旋磨，旋磨后造影

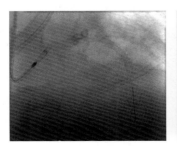

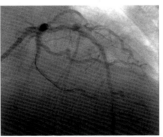

采用 1.75mm 磨头进行回旋支旋磨，旋磨后造影

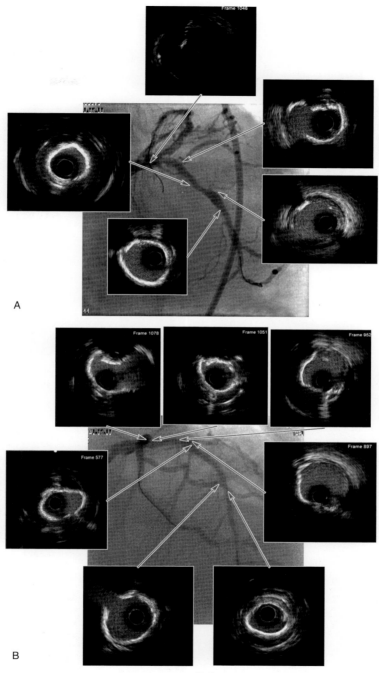

IVUS 检查

A. 回旋支全程钙化,最重处 360° 环形钙化,最小管腔面积 $3.4mm^2$,分叉开口处面积 $3.88mm^2$;B. 前降支全程钙化,最重处 360° 环形钙化,最小管腔面积 $3.66mm^2$,分叉开口处面积 $4.73mm^2$

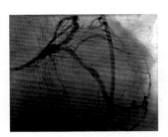

前降支、回旋支预扩后造影

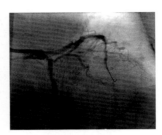

前降支支架植入后

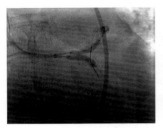

回旋支支架植入后与前降支
吻合

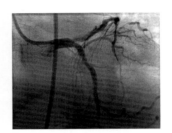

吻合后造影

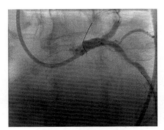

前降支近段支架植入

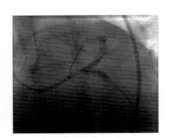

前降支与回旋支吻合

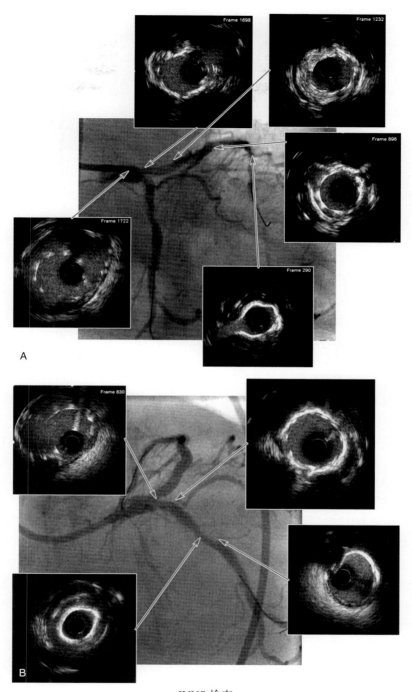

IVUS 检查

A. 支架贴壁良好,前降支最小管腔面积 5.56mm^2,分叉开口处面积
8.56mm^2 ;B. 回旋支最小管腔面积 6.11mm^2,分叉开口处面积 8.60mm^2

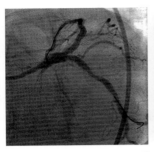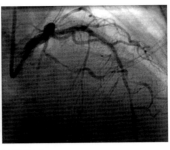

最终造影结果

【手术要点分析】

1. 高危 PCI 手术 ECMO 支持的必要性和重要性 患者严重三支病变，静息状态下反复出现缺血诱导的急性左心衰竭发作，不能平卧，在无循环辅助支持下无法进行 PCI 治疗；术中处理 LCX 过程中出现心率减慢和血压降低，在 ECMO 支持下血流动力学稳定。

患严重左主干分叉病变，手术难度系数高，风险大，术前影像可见严重钙化病变，拟采用旋磨技术，手术时间长，ECMO 辅助下能给患者提供充分的术中保障，术中操作时患者心率出现明显下降，因有 ECMO 循环的支持，术者能有充分的应变时间，集中处理冠脉病变。

科室 ECMO 团队技术成熟，有充分管理重症患者及 ECMO 患者的经验，采用预埋 Perclose、经股动静脉穿刺置管的方法，出血量小，易封堵，是短期支持最佳置管策略。

患者除冠脉病变外，其余脏器功能好，撤机概率高，仅需要短期 ECMO 支持，出血、感染等并发症风险小，术后第二天拆除 ECMO，术后第三天拔除气管插管及 IABP，术后恢复良好。

2. 左主干重度钙化病变的策略准备 外科搭桥还是 PCI 治疗？患者 syntax 评分为 33 分，优选外科搭桥，患者入笔者医院心外科，在院期间反复出现左心衰竭，患者及家属拒绝外科搭桥后转笔者科。2019 年 9 月底 TCT2019 大会上，Gregg Stone 公布了 EXCEL 研究 5 年随访结果，EXCEL 研究中入选 1 905 名 SYNTAX ≤ 32 分的左主干病变患者，按照 1∶1 比例随机接受 PCI（n=948）或 CABG（n=957）手术，最终在 5 年的随访中，主要终点在两组中差异并不显著。在这个研究中限定的范围是中低危人群，但基于核心影像实验室裁定的结果中，将近 1/4 的患者 SYNTAX ≥ 33 分；尽管如此，EXCEL 研究主要终点的结果在不同的 SNYTAX 积分亚组中仍保持一致，因此本病例可采用 PCI 进行治疗。

患者院外影像可见极重度钙化，因此在术前已拟采用旋磨技术，并使用 7Fguiding 进行操作。

尽管术前考虑了手术的复杂性,但实际操作过程中困难更多,回旋支在影像上考虑有通道可通过导丝,但实际情况回旋支是 CTO 病变,多次尝试后通过,之后微导管通过困难,无法进行旋磨导丝的交换,多次尝试后成功通过,之后进行旋磨等操作。

左主干直径 5.5m,与前降支、回旋支直径相差很大,分叉病变术式的选择也是本病例的难点,术中选择了 mini V 的术式进行。

3. 腔内影像学在复杂 PCI 中的价值 了解钙化病变是否打开,从旋磨后影像可见 360° 环形钙化,从影像中可以看到旋磨后环形钙化的裂隙,可指导下一步扩张及支架植入。如没有看到裂隙,钙化没有打开,后期扩张及支架膨胀均会受到影响。

腔内影像学可提供精确的管腔面积及斑块信息,指导支架大小、长度的选择及术后即刻效果的评估。

4. IABP 在 ECMO 支持患者中的作用 患者术后并未出现低血压的情况,本病例中使用 IABP 出于两个考虑:一是 IABP 可以减轻 ECMO 带机时的后负荷;二是 ECMO 撤机时可提供保驾作用。

(周珊珊 田峰)

病例2 3D-OCT 指导下旋磨双层严重膨胀不全支架

【基本情况】

男性,68 岁。

[主诉] 发作性胸痛胸闷 1.5 年,加重 2 个月。

[病史] 2017 年 7 月,平路行走 100 米即出现胸痛症状,休息或含服硝酸甘油可以缓解,不伴大汗、晕厥等症状遂至当地市级医院就诊,CAG 发现冠脉严重狭窄,遂于 LAD 植入两枚支架,回旋支植入两枚支架,术后患者规范用药。

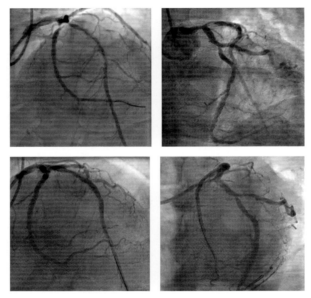

冠脉造影发现冠脉严重狭窄,于 LAD 和 LCX 植入支架,
术后复查造影狭窄减轻,支架膨胀良好

术后 1 个月内自觉症状稍有缓解,但 1 个月后症状再发,且较前加重,平地行走 50 米即出现胸痛症状,休息或含服硝酸甘油后缓解。当地医院复诊给予调整药物治疗,逐渐滴定倍他乐克至 50mg,每日 3 次,单硝酸异山梨酯片 40mg,每日 2 次,尼可地尔 5mg,每日 3 次,症状缓解不明显。2018 年 9 月底出现进一步症状加重,轻微活动,甚至在家内上厕所即诱发胸痛症状,为进一步诊治到北京就诊。2018 年 10 月在北京某医院行冠脉造影复查,提示三支病变,支架严重再狭窄,建议 CABG,患者坚决拒绝。2018 年 10 月 11 日门诊就诊,影像提示:三支严重弥漫钙化病变,LM 远段临界病变,LAD 严重钙化,中段支架内模糊发白,考虑严重钙化导致双层支架膨胀不全;LAD 近段支架

crossover LCX 开口,致 LCX 开口重度狭窄;RCA 中段严重局限性狭窄,强烈建议患者搭桥治疗,但患者要求尝试 PCI 及旋磨治疗。

［入院诊断］冠心病,不稳定型心绞痛,支架植入术后;2 型糖尿病;高血压病 3 级（极高危）。

［冠心病危险因素］老年男性,2 型糖尿病 8 年,高血压病 8 年,否认吸烟史。

［超声心动图］LVEF 为 57%,无明确室壁运动障碍,二尖瓣少量反流。

［心电图］

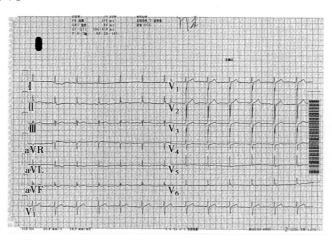

［入院后生化检查］无明确阳性改变。

【基础造影】

2018 年 10 月第一次手术术前冠状动脉造影。

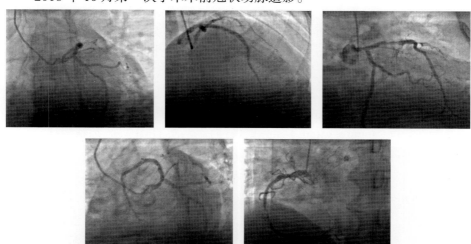

LM 远段临界病变,LAD 严重钙化,中段支架内模糊发白,考虑严重钙化导致双层支架膨胀
不全;LCX 开口重度狭窄;RCA 中段严重局限性狭窄

【手术实录】

患者存在手术及介入治疗的高危因素：①患者病情非常复杂，从外院的手术视频可以清晰地看到，LAD 中段有严重的钙化病变，在预扩张不充分的前提下，就选择直接植入支架，而出现灾难性的结果是刚好两个支架的重叠处出现严重的膨胀不全，反复应用高压球囊后扩失败，所以后面出现难以控制的严重心肌缺血表现；②患者 LAD 近段支架 crossover 回旋支开口，现在造影发现 LCX 开口严重狭窄，属于左主干分叉再狭窄病变，这是最难以处理的病变之一；③RCA 病变较前一年明显加重，考虑三支病变，适合 CABG 治疗。综合以上三个因素导致介入手术风险极大，反复建议患者外科 CABG 治疗，但患者拒绝外科治疗，要求介入尝试，充分知情同意后，考虑先处理 RCA 病变，其次旋磨治疗处理 LAD 支架膨胀不全。

［具体步骤］

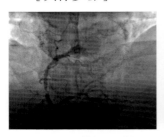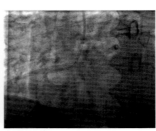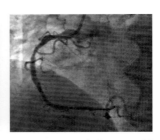

6FJR4 指引导管插入到右冠开口处，sion blue 导丝顺利通过，2.5mm×15mm 球囊 14atm 预扩张，3.5mm×18mm 支架 14atm 释放，3.5mm×12mm NC 球囊 18atm 后扩张，效果满意

［OCT 指导］严重钙化，近段可见 360° 钙化，支架贴壁好，术前 MLA=4.15mm^2，术后 MLA 8.67mm^2。

股动脉入路，7F EBU3.5 到达左冠开口，runthrough 导丝，OCT 导管不能通过，遂送入 2.0mm×15mm 球囊 16atm 扩张，再送入 OCT，仍不能通过，换用 3.0mm×12mm NC，24atm 反复扩张，球囊不能完全打开，OCT 导管仍不能完全通过，遂顶在最远处成像。每次球囊扩张，患者反复出现严重的胸痛症状，反复给予硝酸甘油舌下含服、静脉泵入硝酸甘油，静注吗啡等对症处理；反复心电图的改变，严重的胸痛，血压升到 200mmHg 以上；因患者反复发作胸痛，先给予回旋支开口 2.0mm×15mm 14atm 扩张；血流恢复 TIMI 3 级，症状缓解。

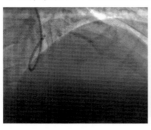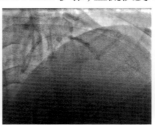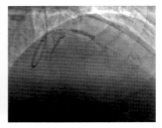

（OCT 导管不能通过）遂送入 2.0mm×15mm 球囊 16atm 扩张，（再送入 OCT，仍不能通过）换用 3.0mm×12mm NC，24atm 反复扩张，球囊不能完全打开

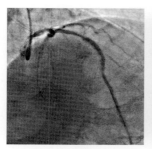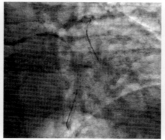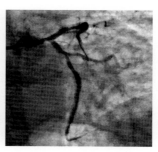

OCT 过程中血流减慢，出现症状，先给予回旋支开口 2.0mm×15mm 14atm 扩张；
血流恢复 TIMI 3 级

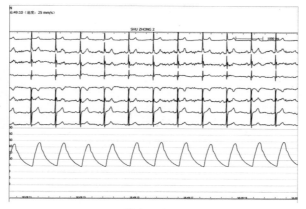

静息心电图

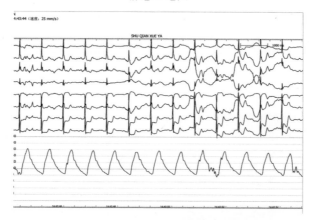

发病心电图，可见明显 ST 段的动态改变

OCT 顶住最远处成像,MLA 2.31mm^2。

LAD 双层支架严重膨胀不全,大力后扩无效,决定尝试旋磨治疗;旋磨导丝可以直接通过闭塞段,先选用 1.5mm 磨头尝试;160 000r/min,近中段逐渐通过,但中段造影显示最窄处无法通过,反复尝试,升高转速到 180 000r/min,卡住一次,先后 20 秒,5 次,不能通过;考虑磨头磨损严重,遂换用另一新的 1.5mm 磨头,180 000r/min 反复尝试,20s×2 次,顺利通过;反复打磨 3 次。

再次植入支架 3.0mm×21mm,16atm 释放,3.0 NC 球囊 20atm 后扩,膨胀好,结果佳。

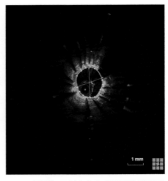

OCT 影像,可见支架明显膨胀不全,MLA 2.31mm^2

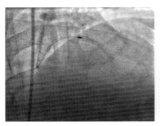
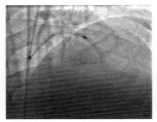
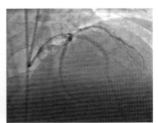
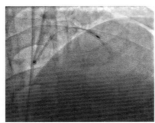
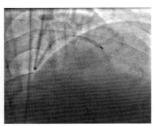

应用 1.5mm 旋磨头反复旋磨

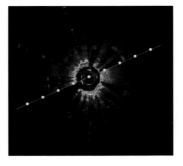

后 OCT 导管通过,顺利成像,可见支架明显膨胀不良,MLA 1.49mm^2;换用 1.75mm 磨头,160 000~180 000r/min,再次打磨,完全严重嵌顿,用力全部拔出!重新在微导管辅助下旋磨系统重新进入,使用两个 1.75mm 旋磨头,打磨成功

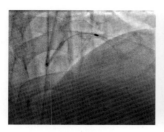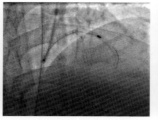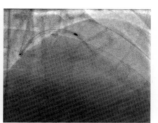

1.75mm 的旋磨头反复旋磨

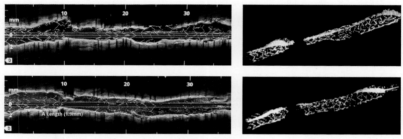

OCT 支架重建可见原膨胀不全的支架完全消失；置换工作导丝后，3.0mm NC 24atm 扩张，扩张良好

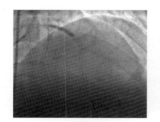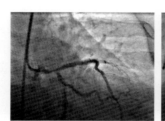

NC 球囊扩张良好　　　　　　　　再次植入支架后膨胀良好，未见夹层

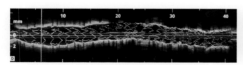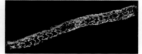

最后行 OCT 检查提示 MLA 8.2mm^2，结果满意

【手术要点分析】

1. 手术策略问题：危险分层　三支＋左主干分叉病变，严重钙化，LAD 双层支架膨胀不良，属于高危患者，建议 CABG 治疗，患者坚决拒绝，要求 PCI 治疗。反复商量预案，决定先处理右冠病变，如有困难，直接送外科搭桥；如顺

利,再处理 LAD 支架膨胀不全,首先考虑高压力后扩,如失败,考虑应用旋磨治疗,计划 1.5~1.75mm 旋磨头打磨,在 OCT 指导下准分子激光(ELCA)也是一个选择;如 LAD 处理失败,送外科杂交 LIMA 桥;如顺利,患者稳定,择期处理左主干分叉病变。

2. 球囊扩张后,患者出现严重胸痛症状,考虑指引导管深插后,引起 LCX 开口病变受影响,LCX 血流速度减慢,为安全起见,提前预扩张 LCX 开口病变,缓解缺血症状。

3. 1.5mm 旋磨头 160 000r/min 速度反复不能通过,考虑两个原因:一是旋磨速度的问题,提高到 180 000r/min;二是反复旋磨金属支架,旋磨头受损,置换新的 1.5mm 旋磨头,顺利通过。

4. 1.75mm 旋磨头通过后,嵌顿在支架膨胀不全的远段,这是支架旋磨手术中最可怕的并发症,旋磨失速,患者很快出现心肌缺血的症状,此时要紧急处理,处理方式是立即深插指引导管,尽量靠近旋磨头,从而调整旋磨头在支架内的位置,其次调高转速到 200 000r/min,其三同时拉住旋磨头与导丝,用力后撤;非常顺利地完全撤出旋磨系统;后面重新放置旋磨导丝,再次新的旋磨头操作成功。如果这种方法反复不能成功,可以考虑体外切断旋磨系统,顺旋磨头系统植入 Guidezella 导管,尽量靠近旋磨头,体外以止血钳夹住全部系统,用力调整撤出;如还不成功,就要考虑外科取出和同时搭桥处理所以这种旋磨手术确有风险,建议在有经验的心脏中心,且需要外科的强力支持,保障患者的安全。

5. 整个手术中,OCT 起到了关键的指导作用,明确了造影看起来模糊的 LAD 严重支架膨胀不全,清晰地看到部分支架被完全旋磨消失,后扩球囊完全打开病变,再次精准植入支架,OCT 影像学指导必不可少。

6. 患者术后症状明显改善,可以正常生活及活动,一年后复查建议再次造影,处理左主干病变,患者拒绝,要求继续药物治疗目前仍在随访中。

(汪奇 郭军)

病例 3　冠状动脉 CTA 联合 IVUS 指导严重钙化前降支病变的旋磨治疗

【基本情况】

男性,64 岁。

[主诉] 阵发性胸痛 11 年,再发 1 个月。

[病史] 患者于 2008 年 4 月夜间无明显诱因突发胸痛,伴大汗,口含硝酸甘油片 2 片,症状无缓解,持续加重 2 小时后到急诊就诊,心电图提示下壁及右室导联 ST 段弓背抬高,超声心动图提示左室后下壁运动僵硬,诊断急性下壁心肌梗死,予阿替普酶溶栓治疗约 1 小时后胸痛症状缓解,心电图 ST 段较前回落,考虑血管再通,随后收入 CCU 治疗。

2008 年 5 月(住院第 11 天)行冠脉造影,提示"左主干、前降支、回旋支局部钙化,右冠脉远端 90% 狭窄病变"于右冠脉远端植入 1 枚 2.75mm×18mm 药物涂层支架,术后恢复出院,坚持服阿司匹林、氯吡格雷、辛伐他汀等药物。

2011 年 5 月再发胸闷,持续数分钟,休息可缓解,症状反复发作再次以"不稳定型心绞痛"收入科。择期行冠脉造影,提示左主干粗短;前降支近中段钙化,弥漫狭窄 50%~70%;回旋近中段钙化,弥漫狭窄 30%~50%;右冠内膜不光滑,远端支架通畅,考虑冠脉血管病变稳定,给予药物保守治疗出院。院外坚持服氯吡格雷、辛伐他汀等药物。

2019 年 5 月起出现间断胸闷,活动时明显,伴后背痛,症状间断发作,持续 10 余分钟不等,到笔者医院门诊就诊,行心电图提示 ST-T 段改变,行冠状动脉 CTA 检查提示三支血管病变,管腔多发严重钙化以及狭窄,再次收入院。

[入院诊断]

冠状动脉粥样硬化性心脏病。

不稳定型心绞痛。

陈旧性下壁、右室心肌梗死。

PCI 术后(RCA)。

心功能 Ⅱ 级。

糖耐量异常。

高血压 1 级(很高危)。

高胆固醇血症。

[冠心病危险因素]

高血压病史 20 余年,最高 150/90mmHg,服用氨氯地平治疗,血压控制于 130/80mmHg 左右。此次入院葡萄糖耐量试验提示糖耐量异常。吸烟 30 余年,10 支 /d。

［冠状动脉 CTA ］

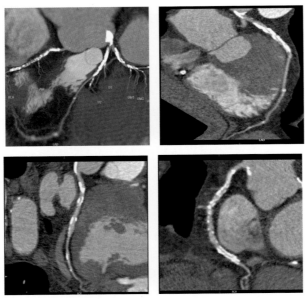

左右冠状动脉起源位置正常，左侧冠状动脉呈优势型分布
符合冠状动脉粥样硬化 CAD-RADS 4B 级，双侧冠脉多发
钙化、斑块并狭窄

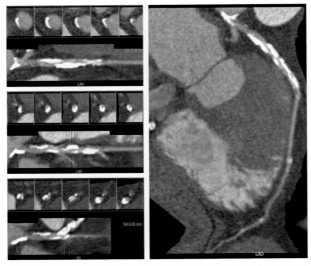

左前降支近端可见多发钙化性及混合性斑块形成，管腔最
严重处狭窄程度 79%~99%；第一、第二对角支管壁均可见
钙化及混合性斑块形成，管腔最严重处狭窄程度 79%~99%

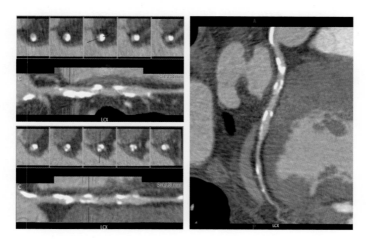

左旋支管壁可见多发钙化及混合性斑块形成,管腔最严重处狭窄程度 79%~99%

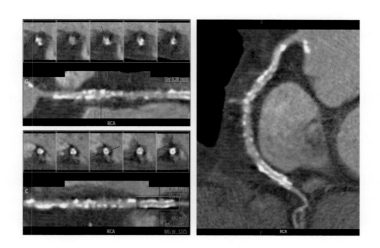

右冠可见多发钙化及混合性斑块形成,管腔最严重处狭窄程度 79%~99%;右冠远端可见支架影,支架前后端较通畅,右缘支可见混合性斑块,管腔未见狭窄

[心电图]

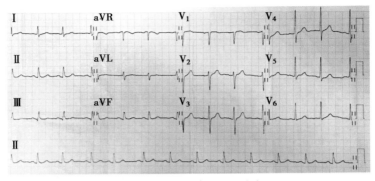

心电图:窦性心律,ST-T 改变

[入院后超声心动]冠状动脉支架术后,主动脉瓣增厚,左室舒张早期充盈速率减低,左心收缩功能未见异常,射血分数 59%。

[胸片]双肺纹理增多。

[颈动脉 B 超检查]①颈动脉粥样硬化;②椎动脉未见明显异常。

[双下肢动脉 B 超检查]①双下肢动脉粥样硬化;②右股总动脉中度狭窄。

[动态心电图]窦性心律,偶发房性期前收缩,室性期前收缩,ST-T 段改变。

[入院后实验室检查]

血常规:白细胞 4.31×10^9/L,红细胞 4.71×10^9/L,血红蛋白 144g/L,血小板 172g/L。

肝肾功能:丙氨酸氨基转移酶 36U/L,天冬氨酸氨基转移酶 22U/L,磷酸肌酸激酶 125U/L,磷酸肌酸激酶同工酶 14U/L,血糖 6.56mmol/L,尿素 6.26mmol/L,肌酐 95μmol/L,尿酸 400μmol/L,超敏 C 反应蛋白 0.5mg/L。

血脂:总胆固醇 2.87mmo/L,甘油三酯 1.38mmol/L,高密度脂蛋白胆固醇 0.94mmol/L,低密度脂蛋白胆固醇 1.42mmol/L。

超敏肌钙蛋白无异常,N 末端脑钠肽前体 66pg/ml,D- 二聚体 59ng/ml。

葡萄糖耐量试验:空腹血糖 6.80mmol/L、餐后 2 小时血糖 9.75mmol/L。

[入院后用药]

抗血小板:

　　阿司匹林肠溶片 0.1g,口服,1 次 /d。

　　硫酸氢氯吡格雷片 75mg,口服,1 次 /d。

降脂:

　　瑞舒伐他汀 10mg,口服,1 次 / 晚。

扩冠:

　　单硝酸异山梨酯缓释片 40mg,口服,1 次 /d。

降压：

比索洛尔片 2.5mg，口服，1 次 /d。

氨氯地平 5mg，口服，1 次 /d。

既往造影资料回顾（2011 年 5 月）。

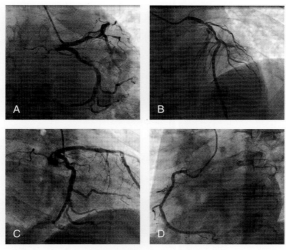

A~C. 冠脉供血左优势型；左主干粗短；前降支近中段钙化，弥漫狭窄 50%~70%，TIMI 3 级；回旋近中段弥漫狭窄 30%~50%，TIMI 3 级；D. 右冠脉内膜不光滑，远端支架通畅，TIMI 3 级

本次入院冠脉造影（2019 年 5 月）。

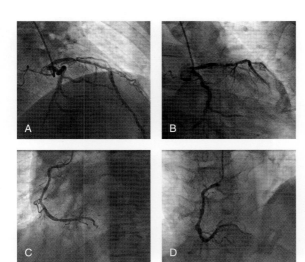

A、B. 冠脉供血左优势型；左主干粗短，管腔钙化；前降支近中段钙化明显，弥漫狭窄 70%~90%，较 2011 年加重，TIMI 3 级；回旋近中段钙化，弥漫狭窄 30%~ 50%，TIMI 3 级；C、D. 右冠脉弥漫狭窄 30%~50%，远端支架内膜不光滑，未见明显狭窄，TIMI 3 级

【手术实录】

患者既往慢性病程多年,陈旧性心肌梗死、PCI术后、高血压合并糖耐量异常,基础情况较复杂。此次入院前冠状动脉 CTA 提示三支血管病变,以前降支明显,存在严重钙化及狭窄,手术难度较高。同时患者下肢动脉 B 超提示右股总动脉狭窄,外周血管条件较差,手术入路条件不佳,手术难度进一步增大。为提高手术成功率、减少并发症,在进行介入治疗之前需要充分评估钙化病变的性质与形态,可通过血管内超声检查等腔内影像学资料明确病变部位的细节情况。考虑到介入器械可能难以通过病变部位,拟选用股动脉入路、大内径强支撑指引导管,同时行斑块旋磨术进行病变预处理。术中应尽量简化术式,酌情减少支架植入,降低手术风险。

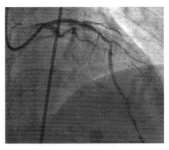

穿刺左股动脉植入 7F 动脉鞘管,7F 3.5 左冠指引导管到达左冠脉开口处,导丝通过前降支近中段病变到达远端,造影确认导丝位于血管真腔

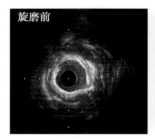 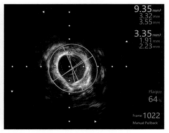

IVUS 检查提示:前降支中段至左主干中远段可见弥漫钙化偏心性斑块,管腔 360° 混合钙化明显,最狭窄处 MLA 3.35mm²,MLD 1.91mm,斑块负荷 64%

检查过程中患者主诉胸闷,心电图 V_1~V_5 导联 ST 段压低,立即快速手动回撤超声导管,冠脉内推注 200μg 硝酸甘油注射液,约 3 分钟后胸闷症状缓解,心电图 ST 段恢复正常。

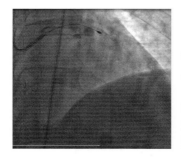

行斑块旋磨术使用微导管交换旋磨导丝,沿导丝送入 1.5mm 旋磨头以 160 000r/min 转速由近端向远端进行旋磨,每次持续 7~10 秒反复旋磨 5 次,直到旋磨头通过中段病变

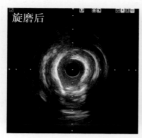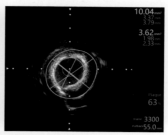

复查IVUS检查提示环状钙化病变较前减轻,达到斑块旋磨修饰作用,但管腔仍遗留高度狭窄,复测最狭窄处MLA3.62mm^2,MLD1.98mm,斑块负荷63%

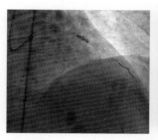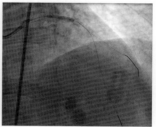

继续进行充分预处理:顺序使用1.25mm×15mm预扩球囊、2.5mm×10mm切割球囊、3.0mm×15mm非顺应性球囊充分预扩张病变,释放压力8~14atm

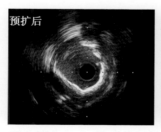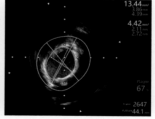

再次复查IVUS检查提示环形钙化局部内膜撕裂,9~11点方向夹层形成,狭窄程度较前显著减轻,最狭窄处MLA4.42mm^2,MLD2.21mm,斑块负荷67%

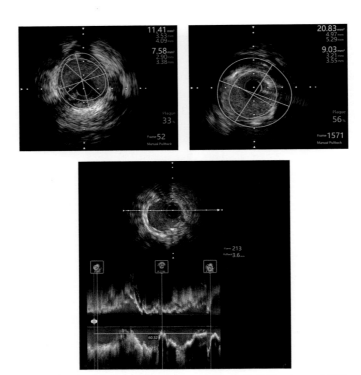

IVUS 测量远端管腔参考面积 7.58mm²，参考直径 2.9mm；近端管腔参考面积 9.03mm²，参考直径 3.21mm，病变参考长度 60mm

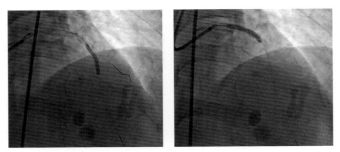

参考上述管腔直径及长度，顺序植入支架：于病变中部植入 3.0mm×28mm 药物涂层支架，近端串联植入 3.5mm×28mm 药物涂层支架，释放压力 10~14atm，两支架重叠 2mm

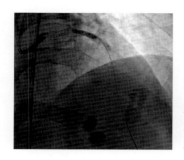

球囊后扩张支架：非顺应性球囊
3.5mm × 15mm 后扩张支架，释放
压力 12~18atm

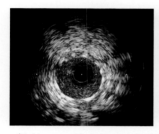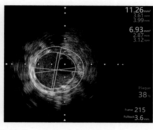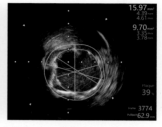

复查 IVUS 检查提示支架膨胀均匀，贴壁良好，支架内无夹层形成及内膜撕裂，远端 MSA
6.93mm^2，MSD 2.87mm；近端 MSA 9.71mm^2，MSD 3.35mm

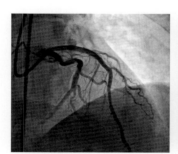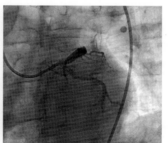

复查造影显示支架膨胀良好，无夹层形成，TIMI 血流 3 级

【手术要点分析】

1. **冠状动脉 CTA 在介入手术中的作用**　该患者术前冠状动脉 CTA 提示三支血管严重钙化病变，尤其以前降支明显。冠状动脉 CTA 诊断钙化病变的灵敏性较高，能清楚显示钙化范围及形态，配合钙化积分以及冠状动脉病变报告和数据系统（CAD-RADS）分级可以有效指导后续的治疗策略。该患者前降支严重狭窄合并弥漫混合型钙化，CAD-RADS 分级较高，提示介入手术难度较高，普通球囊扩张＋支架植入的方法难以顺利完成，需充分完成术前准备，必要时可使用斑块旋磨术等特殊技术。

另一方面,由于钙化因素的存在,CTA往往难以清晰显示血管的内部轮廓及管腔的狭窄程度,需要通过冠状动脉造影甚至进一步的IVUS检查,以充分评估病变的形态及狭窄的严重程度。

此外,对于合并较多慢性疾病、老年的患者,或者血管病变复杂、预期手术时间较长的患者,需要考虑造影剂对肾脏的负担,避免造影剂肾病的发生,可适当延长CTA检查与冠脉介入的时间间隔(2周以上)。

2. 血管内超声在钙化病变中的指导意义　血管内超声可在冠脉造影的基础上进一步对管腔的各层解剖形态进行分析,可显示病变斑块的性质、管腔内膜的完整性、血管夹层、血肿等情况,对于钙化病变,血管内超声还可准确显示钙化的部位(浅层、深层、混合型)、钙化的范围等。该患者的IVUS结果提示病变为环形、混合型钙化,采用普通球囊预扩张的方法难以顺利完成手术,甚至可能诱发急性血栓、血管夹层或者穿孔等并发症,采用斑块旋磨技术进行斑块修饰,可为后续治疗提供便利。

在完成病变预扩张后,IVUS还可优化支架的植入策略。对钙化病变行预扩张后的效果评估,包括对管腔直径以及管腔面积的测量、对内膜完整情况的监测,指导支架的选择以及定位。该患者通过旋磨处理以及充分预扩张,复查IVUS提示管腔的直径以及面积均明显增大,但钙化严重处出现内膜撕裂、夹层形成,为避免夹层延长,需使用支架充分覆盖病变两端。在支架释放以及后扩张完毕后,还可通过IVUS测量支架管径以及管腔的面积,判断支架膨胀与贴壁情况,有利于取得理想的术后即刻效果。

3. 冠状动脉钙化病变旋磨治疗的技术要点　斑块旋磨术是处理严重冠状动脉钙化病变的重要手术方式,旋磨治疗的目标是达到斑块修饰的效果,而不是完全把钙化斑块消除。通过旋磨改变斑块的构型有利于进一步行球囊扩张,提高手术效果;同时可减少单纯高压球囊扩张或切割球囊造成的血管损伤、撕裂,减少并发症,提高远期手术效果。

在旋磨操作的过程中不提倡直接采用过大尺寸的旋磨头,应当循序渐进从小号旋磨头开始,避免血管痉挛、无复流现象的发生。在推进旋磨头时切忌转速过快以及避免过快推进,宜采用短距离分次旋磨,每次旋磨不超过10秒,中途给予短暂休息恢复冠脉血流灌注,有利于减少并发症发生。

最后,在旋磨结束时需要仔细评估斑块修饰后的效果,可通过复查IVUS等方法评估残余病变的形态。对于未能充分扩张的病变,建议更换更大一号旋磨头,或者联合切割球囊以及非顺应性球囊再次充分预扩张病变,切忌过早植入支架,以免造成支架膨胀不全等不良后果。

(张丽伟　陈强　熊敏俊)

第六节　腔内影像在再狭窄病变中的应用

病例 1 OCT 指导药物球囊联合支架植入治疗多处冠状动脉支架内再狭窄策略选择

【基本情况】

男性,65 岁。

[主诉]胸闷、头晕、面部发热、恶心 9 年,再发 20 天。

[现病史]2009 年无诱因出现胸闷、头晕、面部发热、恶心,持续约 10 分钟,外院诊断为冠心病　高血压病,行冠脉造影及冠脉支架植入术,植入支架 6 枚(右冠 4 枚,前降支 2 枚),后病情好转,出院后规律服用阿司匹林肠溶片、阿托伐他汀钙片、氯比格雷片、比索洛尔片、尼可地尔片等药物对症治疗。

2018 年 11 月患者清晨起床后再次出现上述症状,伴有出汗,测血压 190/90mmHg,口服药物效果不佳,为进一步诊治来诊。

[入院诊断]

1. 冠心病、不稳定型心绞痛、冠状动脉支架植入术后。

2. 高血压 3 级　很高危。

3. 2 型糖尿病。

[冠心病危险因素]

1. 高血压 9 年,血压控制不佳。

2. 糖尿病病史 20 年,血糖控制尚可(全血糖化血红蛋白测定 7.0% ↑)。

3. 吸烟史 40 年,40 支 /d。

4. 家族史,父亲死于急性心肌梗死。

[超声心动图]心室整体运动功能可,LVEF 56%。

［心电图］

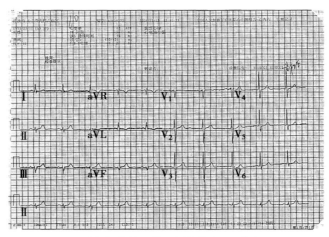

心电图：窦性心律，未见明显 ST 改变

［血液学检查］总胆固醇 3.21mmol/L，低密度脂蛋白胆固醇 1.98mmol/L，甘油三酯 2.09mmol/L，葡萄糖 4.67mmol/L。

［治疗方案］

抗血小板：

　　　　阿司匹林肠溶片 0.1g，口服，1 次 /d。

　　　　替格瑞洛片 90mg，口服，2 次 /d。

降脂：

　　　　瑞舒伐他汀钙片 10mg，口服，1 次 / 晚。

　　　　依折麦布片 10mg，口服，1 次 /d。

扩冠：

　　　　单硝酸异山梨酯缓释片 40mg，口服，1 次 /d。

【基础造影】

2018 年 11 月 13 日第一次手术冠状动脉造影：

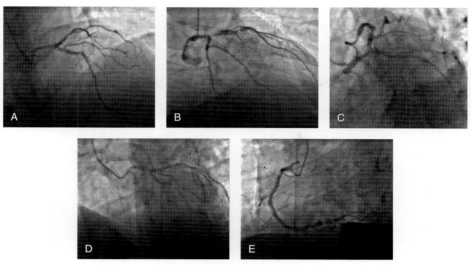

冠脉供血右优势型

A~D. 左主干末端局限性狭窄 40%,前降支开口支架内节段性狭窄 95%,前降支近段支架内弥漫性狭窄 80%~90%,回旋支开口节段性狭窄 80%;E. 右冠近中段支架内弥漫性狭窄 80%,右冠远段支架内弥漫性狭窄 90%~95%

【手术实录】

患者为左主干加三支病变,既往多枚支架植入,诊断支架内再狭窄明确,根据造影结果,首先建议患者行外科冠状动脉旁路移植术,患者本人及家属拒绝外科手术,决定分次进行介入治疗。治疗策略上 OCT 指导下选择治疗方案,选择药物球囊或支架植入治疗。于 2018 年 11 月 13 日行左主干、前降支第一次介入治疗。

1. 6F EBU3.5 指引导管插入左冠开口处,送入 SION 导丝顺利通过前降支病变到达远端,送入 BMW 导丝到回旋支远端。

2. 沿 SION 导丝送入 OCT 导管,行 OCT 检查提示前降支支架内弥漫性病变,纤维脂质斑块形成,前降支中段支架内正性重构伴瘤样扩张,最小管腔面积 1.88mm^2,前降支开口混合斑块,最小管腔面积 1.32mm^2。

3. 沿导丝依次送入预扩张 2.5mm×15mm 球囊、CUTTING BALLOON 3.0mm×10mm 和 NC 3.0mm×12mm 球囊对前降支病变以 12~16atm 进行多次扩张。

4. 复查 OCT 提示:前降支中段支架内管腔面积明显增加,未见严重组织脱垂,前降支开口病变组织脱垂明显,突入管腔,伴斑块破裂。根据 OCT 影像指导,决定行前降支中段药物球囊扩张术,前降支开口至左主干支架植入术。

5. 沿导丝送入 3.0mm×26mm 药物球囊,以 12atm 扩张 75 秒,沿 BMW 导丝送入预扩张 2.5mm×15mm 球囊到达回旋支开口,以 12atm 扩张,沿 SION 送入 DES 3.5mm×18mm 支架,近段在左主干末端,远端到达前降支近段,两端覆盖病变,以 12atm 进行释放,沿导丝送入 NC 3.5mm×15mm、NC 4.0mm×8mm

球囊以12~20atm后扩张,复查造影显示支架贴壁良好,无夹层,TIMI血流3级。

6. OCT检查前降支近中段支架内未见明显破裂斑块、组织脱垂,无血栓形成,中段支架内最小管腔面积7.56mm²,前降支至左主干支架膨胀充分,贴壁良好,支架两端无夹层,前降支开口支架内最小管腔面积8.44mm²。

第一次手术前降支OCT检查。

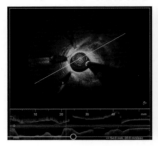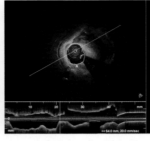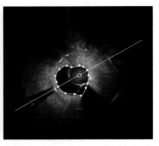

前降支开口脂质纤维混合斑块,支架内新生动脉粥样硬化,最小管腔面积1.32mm²;前降支中段支架内,弥漫性病变,异质性改变,纤维脂质斑块形成,最小管腔面积1.88mm²

第一次手术前降支球囊扩张后OCT检查。

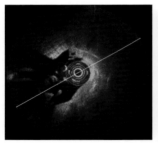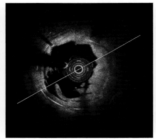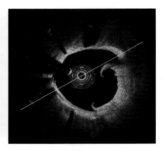

前降支开口,回旋支汇入,局部斑块破裂,部分组织脱垂　　前降支近端,组织脱垂明显,伴少量血栓形成,支架内新生动脉粥样硬化　　前降支近端,组织脱垂、成角明显

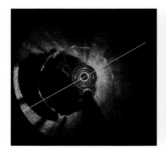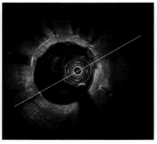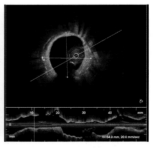

前降支中段,支架内混合斑块形成,支架外瘤样扩张,支架严重贴壁不良　　前降支中段,支架内纤维增生为主,均质性改变,扩张后内膜相对整齐,未见明显组织脱垂　　前降支中段支架参考直径3.0mm × 3.2mm

第一次手术前降支药物球囊扩张及前降支 - 左主干支架植入术后。

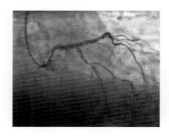

正位向足,冠脉造影提示,左主干 - 前降支支架贴壁良好,回旋支开口未被挤压,血流通畅

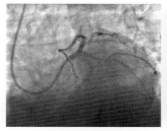

左前斜 + 向足,冠脉造影提示,左主干开口及分叉无夹层,支架膨胀充分,无边支受累

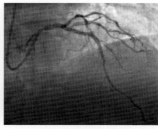

右头位,冠脉造影提示,前降支中段支架内血流通畅,管腔狭窄消失,中段局部瘤样扩张

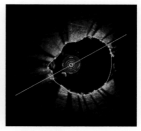

左主干 - 前降支双层支架贴壁良好,前降支开口支架内最小管腔面积 8.44mm²

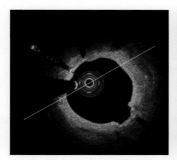

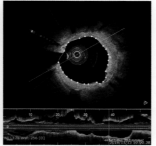

前降支中段支架内药物球囊扩张后混合斑块,纤维增生为主,结构完整,未见明显斑块脱垂,最小管腔面积 7.56mm²

术后患者加强药物治疗,病情相对稳定,2018 年 11 月 15 日行第二次介入治疗。

1. 6F AL0.75 指引导管插入右冠开口,将 BMW 导丝送至右冠远段,送入 OCT 导管拟行 OCT 检查,患者 Ⅱ、Ⅲ、aVF 导联 ST 段抬高,心率降低至 40 次 /min,冠脉血流减慢,立即撤出 OCT 导管,静脉推注阿托品 0.5mg,立即送入预扩张 2.5mm × 15mm 球囊以 10~16atm 对右冠近段及远段病变进行预扩张,造影提示冠脉血流恢复,右冠狭窄较前减轻。

2. OCT 检查提示球囊扩张后右冠支架内再狭窄,局部可见扩张后夹层影,近端最小管腔面积 2.9mm^2,远端最小管腔面积 2.5mm^2。

3. 沿导丝先后送入 NC 3.0mm×15mm 球囊、NC 3.5mm×15mm 球囊以 14atm 分别对右冠远段、近段病变进行预扩张,然后送入 Cutting Balloon 3.0mm×10mm、Cutting Balloon 3.5mm×10mm 分别以 12atm、14atm 对右冠远段、近段病变进行预扩张。

4. 送入 2.75mm×17mm 药物球囊以 10atm 对右冠远段病变进行扩张,持续 75 秒。

5. 送入 DES 3.0mm×18mm 支架定位于右冠近段,支架部分与原支架重叠,以 12atm 扩张释放沿导丝送入 NC 3.5mm×15mm 后扩球囊以 12~16atm 对支架进行后扩张。

6. OCT 检查提示:远端药物球囊治疗后最小管腔面积 4.84mm^2,近端支架贴壁良好,面积 8.31mm^2。

【第二次术中影像】

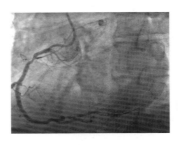

右冠造影,提示右冠近中段支架内弥漫性狭窄 80%,右冠远段支架内弥漫性狭窄 90%~95%,伴瘤样扩张

右冠 OCT 检查(2.0 球囊扩张后):

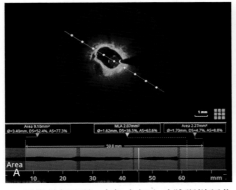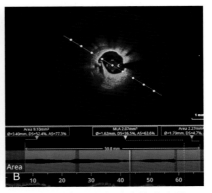

近段易损斑块,支架内新生动脉粥样硬化,局部斑块破裂,考虑与球囊扩张有关

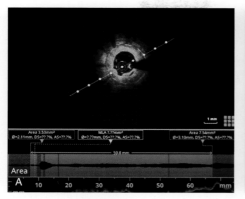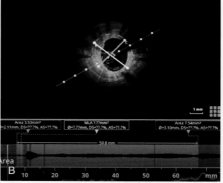

远段支架内纤维增生明显，MSA 2.49mm²，参考直径 3.0mm，局部正性重构，瘤样扩张明显

第二次手术球囊扩张之后：

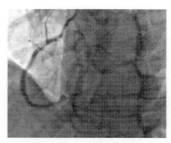

右冠近段支架内狭窄 80%，右
冠远段支架内重度狭窄，左室
后支支架内狭窄，瘤样扩张，血
流减慢，TIMI 2~3 级

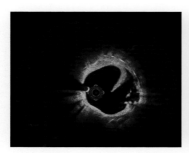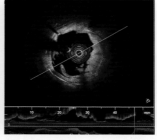

右冠近段 OCT 检查：原支架内增生明显，斑块破裂（球囊扩张
后），组织脱垂严重，成角，病变长度 17.8mm

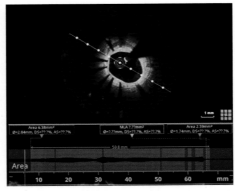

右冠近中段 OCT 影像，中段球囊扩张后内膜相对完整，近段支架内斑块破裂明显，组织脱垂，成角>60°，脱垂组织片长度>2mm

右冠近端支架植入、远端药物球囊扩张之后，最终结果：

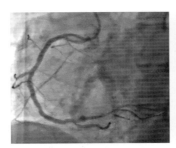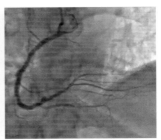

右冠近段支架贴壁良好，无夹层，血流通畅，右冠远段、左室后支支架内药物球囊扩张术后，管腔通畅，血流 TIMI 3 级

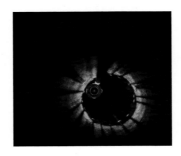

右冠近段 OCT 检查：新植入支架膨胀良好，局部贴壁欠佳，给予高压球囊扩张后复查，新植入支架贴壁良好，与原支架间无明显空隙，冠脉管腔通畅，无组织脱垂和夹层，无血栓形成，最小管腔面积 8.31mm²

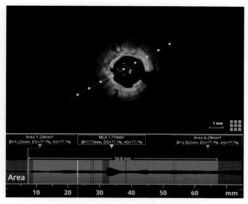

右冠远段 OCT 检查：原支架内管腔明显增大，
未见严重组织和脱垂、夹层及血栓形成，局部
小夹层，最小管腔面积 4.51mm²

[术后转归] 术后患者强化抗栓治疗，按时服药，胸痛症状消失，2 天出院。院外随访，患者再无明显胸闷不适症状出现。

【手术要点分析】

1. 冠脉支架植入术后，反复出现胸闷、头晕，可能的病因如何识别？

患者冠脉支架植入术后 9 年，再发胸闷、头晕 20 天入院。患者合并多项危险因素，尽管入院时查血脂控制基本达标，血糖控制尚可，但患者血压控制不达标，胸闷、胸痛症状不典型，临床症状上仍无法鉴别，需进一步检查，明确病因。行动态血压监测及头颅 CT，未见明显新发脑血管病变，血压控制相对平稳考虑患者胸闷胸痛症状，不除外冠心病靶病变支架植入术后再狭窄，或非靶病变新发动脉粥样硬化加重可能，冠脉造影有利于识别疾病病因，指导治疗。

2. 支架内再狭窄的分型及主要原因？

ISR 的概念和分型：ISR 是指 PCI 后冠状动脉造影发现支架本身及支架边缘 5mm 内管腔丢失 ≥50%。ISR 的分型，Ⅰ 型：局限型，狭窄长度 ≤10mm，狭窄位于支架内或支架边缘部；Ⅱ 型：弥漫型，即 ISR 病变长度＞10mm，但不超出支架边缘；Ⅲ 型：弥漫增生型，即 ISR 病变长度＞10mm，并且延伸到支架外；Ⅳ 型：完全闭塞型，即支架内完全闭塞，前向血流 TIMI0 级。本例患者应该属于 Ⅲ 型。

ISR 的主要危险因素包括患者因素、器械因素、技术操作过程、药物因素等。支架的形状、长度、直径、厚度、数量以及是否重叠等均是影响 ISR 发生的重要因素。病变类型、部位、长度、直径及钙化情况等因素与 ISR 密切相关。支架直径过小，扩张不充分，支架过大，血管壁损伤重，都易导致 ISR。

　　ISR 的发生机制：血管内皮损伤与增生、持续存在的相关炎症反应、血管平滑肌细胞的迁移与过度增殖、冠状动脉内急性、亚急性及晚期血栓形成、细胞外基质的重构和肉芽组织的增生、血管弹性回缩及重构、相关组织细胞凋亡不足。其中，内皮损伤是启动因素，炎症反应是关键环节，血管重构导致 ISR 是最终结果。本例患者左冠和右冠同时出现 ISR，从 OCT 的影像分析上看，包含了支架内平滑肌增生，支架内新生动脉粥样硬化和支架正性重构等多项因素的影响，本次治疗针对不同病因，采用了相应的治疗手段，临床效果明显。

　　3. 支架内再狭窄的治疗方法的选择及预后？ 同样是 ISR，治疗方法的选择不同，选择的主要依据是什么？ 病理机制上有何差异？

　　支架内再狭窄的治疗方法，主要包括再次植入支架、药物球囊扩张术、外科冠状动脉搭桥手术、激光消融术等。目前在指南中都是给予 I 类推荐的研究显示，支架植入与药物球囊扩张术在支架内再狭窄的临床疗效上没有显著性差异。早期 ISR 多为平滑肌和纤维增生，一般首选药物球囊技术；支架内新生动脉粥样硬化是中晚期再狭窄的主要机制，脂质核心大，巨噬细胞浸润，纤维帽薄，选择再次植入支架的比例高，效果更好。此外，球囊扩张后的形态：扩张后组织脱垂严重，支架内夹层，成角的，选择再次植入支架的比例高；扩张后，夹层小，组织脱垂不严重的，考虑药物球囊治疗的可能性较大。

　　本例患者左、右冠状动脉均出现严重的支架内再狭窄，经球囊扩张后，行 OCT 检查，提示前降支近段、右冠近段支架内新生动脉粥样硬化严重，内膜撕裂，夹层明显，成角>60°，长度>2mm，组织脱垂明显，单纯药物球囊扩张无法纠正严重的组织脱垂，可能再发支架内血栓风险增高，因此精准测量后，选择支架内支架植入，复查 OCT，提示 2 层支架贴壁良好。前降支中远段和右冠远段，球囊扩张术后斑块破裂及夹层不重，给予药物球囊扩张治疗，效果理想。

　　4. 右冠冠脉造影提示近端狭窄 80%，然而行 OCT 检查过程中，患者出现明显的胸痛及心电图监测的下壁导联 ST 段抬高，可能的原因是什么？ OCT 给我们什么样的启示？

　　患者冠脉造影提示右冠近段 80% 狭窄，远段 95% 狭窄，造影图像是二维平面图像，提供的图像无法明确近段支架内再狭窄的具体机制及局部改变，受成像角度和图像体位的影响，OCT 检查提示局部支架内新生动脉粥样硬化，增生明显，脂质纤维混合斑块为主，伴严重斑块破裂、血栓形成、组织脱垂。因此，第一次 OCT 导管通过时可能刺激局部破裂斑块，造成冠脉痉挛，血栓形成，患者胸痛症状明显，下壁导联 ST 段抬高，心率下降。球囊扩张后顺利完成相关检查。OCT 检查可以提供更多关于冠脉局部病变的细节，特别是对于支架内再狭窄的病例，可以明确局部的病变特点，再狭窄的病因。本例患者，考虑近段支架内再狭窄的主要机制为支架内新生动脉粥样硬化，远段支架内再狭窄的主要机制为支架正性重构,局部瘤样扩张。

5. 抗栓治疗策略选择

本例患者 9 年前支架植入术后规律服用阿司匹林联合氯吡格雷双联抗血小板治疗,坚持他汀类药物降脂治疗,依从性较好,入院时血生化提示,患者的总胆固醇 3.21mmol/L,低密度脂蛋白胆固醇 1.98mmol/L,甘油三酯 2.09mmol/L,葡萄糖 4.67mmol/L。危险因素(血脂、血糖)控制较为理想,原发病变未见明显进展,病变部位主要集中在原支架内,多处再狭窄,结合患者新发 ACS,在 ESC 指南和 ACC 指南指导下,选择阿司匹林联合替格瑞洛抗血小板治疗。术中选用比伐卢定抗凝治疗,维持 ACT 时间在 350 秒,患者 2 次手术顺利,术后恢复过程顺利目前门诊随访,患者无明显胸闷、胸痛症状规律服药。

(付振虹　陈练　陈韵岱)

病例 2　高位前降支双支架再狭窄的介入治疗

【基本情况】

男性,65 岁。

[主诉]间断性胸闷胸痛 5 年,再发 6 个月。

[病史]患者 5 年前出现活动时胸闷胸痛,位于心前区持续性钝痛,并向肩背部放射,含服硝酸甘油后 2 分钟缓解,当地医院诊断"冠心病",给予药物治疗。2018 年 2 月症状加重,笔者科诊断"冠心病　不稳定型心绞痛",3 月 26 日冠状动脉造影示:右冠中段弥漫性狭窄 90%、左室后支开口狭窄 70%、后降支开口狭窄 95%、前降支近中段弥漫性狭窄最重 90%、高位第一对角支开口狭窄 80%,回旋支远段弥漫性狭窄 70%,患者及患者家属拒绝冠脉搭桥手术。2018 年 3 月 30 日首先处理右冠病变,后降支开口植入 2.25mm×16mm 支架,采用 provisonal Crush 技术,于左室后支 - 右冠远段植入 3.0mm×18mm 支架,右冠中段植入 3.5mm×38mm 支架,并进行对吻及充分后扩张。2018 年 4 月 2 日于前降支近段、第一对角支以远植入 2.75mm×28mm 支架,前降支及高位第一对角支采用 mini Crush 双支架技术,于高位第一对角支植入 3.0mm×16mm 支架,与前降支 - 左主干植入 3.5mm×15mm 支架,进行对吻、后扩张及 POT。出院后规律服用阿司匹林、氯吡格雷、他汀等药物。6 个月前患者活动时胸闷胸痛再发,性质同前,休息 2 分钟后缓解。

[诊断]①冠心病,不稳定型心绞痛,冠脉支架植入术后,心功能 1 级(NYHA 分级);②高脂血症。

[冠心病危险因素]高脂血症病史,应用口服他汀,低密度脂蛋白 3.19mmol/L。吸烟 40 余年,目前每日 10 支。

[超声心动图]左室舒张功能轻度减弱,LVEF 54%。

【2018 年冠脉造影及分次介入治疗图像】

第一次介入术前冠状动脉造影:

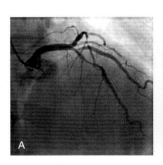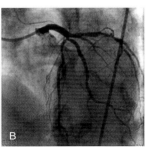

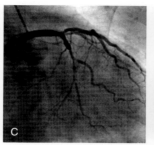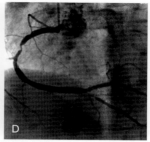

冠状动脉造影
A~C.左冠造影前降支中段弥漫性严重狭窄,回旋支远段
严重狭窄;D.右冠中段严重狭窄,后降支开口严重狭窄

第一次介入治疗右冠支架术及术后造影:

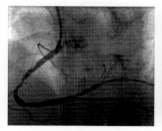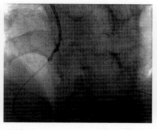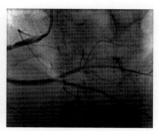

后降支开口预扩张后,后降支预扩张后左室后支开口发白,狭窄加重

后降支植入支架的同时,预埋球囊于左室后支,必要时行 provisional Crush 术

后降支支架后造影:后降支支架后造影示:左室后支狭窄明显,决定行 provisional Crush 术

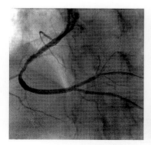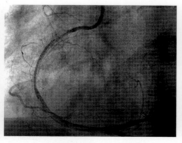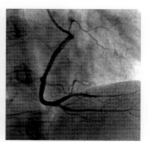

预埋左室后支预扩张球囊 Crush 后降支支架后,植入左室后支支架

右冠中段植入支架

右冠中段植入支架后造影可见狭窄消失

第二次介入治疗前降支 - 对角支分叉双支架术及术后造影:

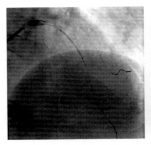
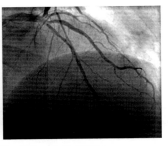

前降支中段支架,位于第一对角支以远

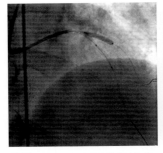
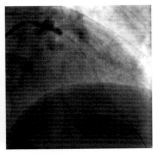
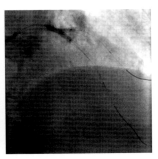

采用 mini Crush 双支架技术,在前降支预埋预扩张球囊的情况下,释放第一对角支支架

前降支 - 左主干支架与第一枚前降支支架重叠,crush 对角支支架

在分别进行对角支及前降支支架后扩张后,进行双支架对吻

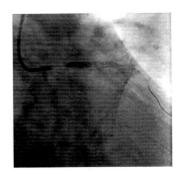

左主干近段 POT

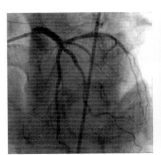
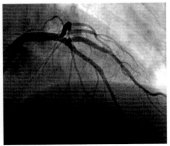

最后造影,支架膨胀良好,狭窄消失

2019 年 3 月 27 日冠脉造影图像：

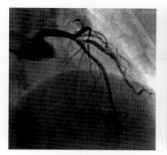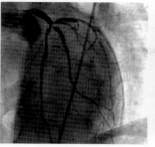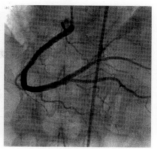

左冠造影可见前降支支架通畅，发出对角支处可见轻度狭窄；对角支开口严重局限性狭窄
右冠造影，未见严重狭窄

【手术实录】

EBU3.5/6F 指引导管、Runthrough 导丝送入前降支远段、Sion 导丝送入第一对角支病变远段，欲根据前降支及对角支 OCT 结果，决定下一步策略。应用 2.5mm×20mm 球囊，以 16atm 压力预扩张对角支开口，以保证 OCT 导管能通过双支架术后的 3 层支架网眼。但造影显示前降支分叉处受影响，患者出现胸闷憋气，快速沿前降支导丝，用 2.5mm×20mm 球囊，以 16atm 压力扩张前降支与对角支分叉处决定分别采用前降支、对角支药物球囊策略。首先再切割球囊 2.75mm×20mm，逐步增加压力预处理对角支开口病变，在切割球囊扩张到 10atm 时，出现造影剂沿对角支远段渗漏，考虑切割球囊破裂，所以迅速负压，并撤出切割球囊造影未见冠脉造影剂外渗。2 个 3.0mm×20mm 药物球囊依次对第一对角支、前降支支架分叉，以 10atm 持续扩张 60 秒。接下来，我们分别用 2 个 NC 3.0mm×15mm 球囊，以 14atm 压力分别对第一对角支、前降支分叉处进行后扩张。最后，2 个 3.0mm×15mm 后扩张球囊以 12atm 压力在分叉处进行对吻扩张，分别对第一对角支、前降支进行 OCT 检查，OCT 提示：对角支开口支架覆盖完全，分叉处多处夹层，前降支及对角支架两端贴壁良好，未见残余狭窄。

【术中影像】

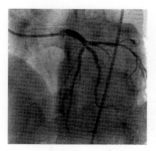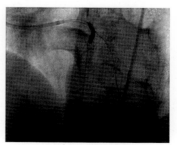

对角支预扩张后造影：对角支开口预扩张后，前降支支架发白，受影响明显

前降支预扩张

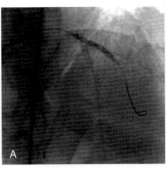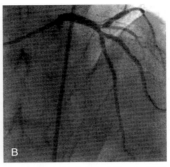

A. 对切割球囊缓慢升压到 10atm 时,压力突然急剧下降,出现造影剂渗漏;B. 撤出球囊后,立即造影未见对角支夹层或血管造影剂外渗

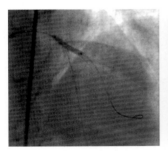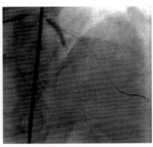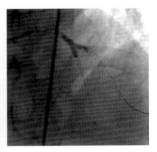

使用药物球囊分别对对角支、前降支持续扩张 60 秒,其间出现 ST 段抬高、血压轻度下降;前降支与对角支对吻扩张

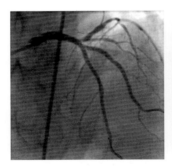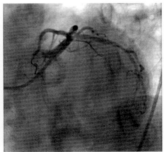

最后造影,狭窄消失

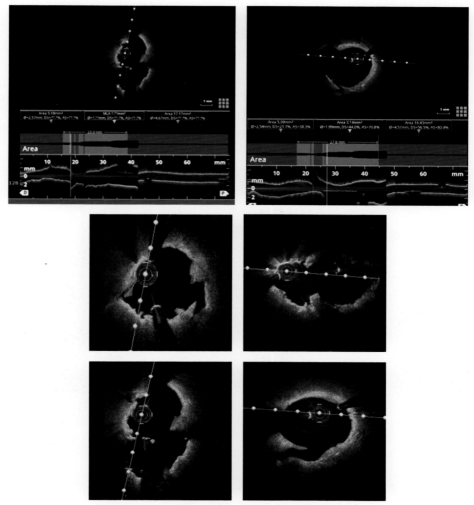

对角支开口支架覆盖完全,前降支及对角支架两端贴壁良好,可见均质性增生,未见新生动脉粥样硬化和支架断裂,未见残余狭窄,前降支及对角支支架内可见夹层,前降支最小管腔面积 4.9mm²、对角支最小管腔面积 3.14mm²

【 手术要点分析 】

　　1. 双支架术后的再狭窄率较高,除患者因素、药物因素外,要排除支架未覆盖完全、支架断裂、新生动脉粥样硬化等。故完善 OCT 等影像学检查对于手术策略很重要。但在球囊预处理对角支开口时,前降支明显受累,患者出现胸闷憋气症状,因此立即扩张前降支分叉处,改变介入策略,药物球囊扩张支架再狭窄。

　　2. Crush 双支架术后支架内再狭窄,除再次支架、激光消蚀等介入治疗外,考虑药物球囊的无植入介入治疗。但是药物球囊要经过 3 层支架网眼,选择支撑强的指引导管外,应当充分扩张支架网眼,还可以考虑延长导管等,该病例还可以考虑前降支支架内球囊锚定技术,在进行分支扩张时,要注意保护主支,防止嵴移位或铲雪现象导致主支血流受损。

3. 一般不主张直接使用药物球囊对吻扩张。首先药物球囊对吻时,球囊定位时间较长,药物会随血流冲刷丢失,并且药物球囊一般扩张在 30 秒以上,阻断前降支和优势对角支,患者容易出现血流动力学不稳定,最主要的,药物球囊对吻可能出现地理位置丢失。所以,分叉病变使用药物球囊,一般对主支或分支分别用药物球囊扩张后,再用后扩张球囊进行对吻扩张。

4. 在处理支架内再狭窄病变,一定要保证导丝在支架中心腔经过,不能穿支架钢梁。这就要求在导丝操控过程中不能有阻力,必要时可能用球囊通过或腔内影像学来确认。

(章明　王禹)

病例 3　IVUS 探究反复支架内再狭窄——准分子激光消蚀联合药物球囊治疗

【基本情况】

男性,87 岁。

［主诉］发作性心前区不适 14 年余,加重 3 天。

［病史］2005 年年初开始出现无明显诱因心前区不适,每次发作持续 3~5 分钟后自行缓解,数日发作 1 次,多为夜间休息时发作,伴有胸闷、憋气,偶伴大量出汗,无明显胸痛、咽部,无恶心呕吐等不适。

2005 年因症状发作频繁于北京人民医院行 PCI 治疗,于 LAD 及 LCX 各植入支架一枚(具体不详),术后症状明显改善。

2007 年再次出现症状,于北京人民医院复查造影提示 LAD 支架远端狭窄 80%,RCA 近中段狭窄 60%~70%,前降支植入第一代 DES 2.75mm × 18mm 支架,与原支架相连,RCA 近中段植入第一代 DES 3.0mm × 33mm 及 3.5mm × 23mm 支架,两支架相连,长期服用冠心病二级预防药物,病情比较稳定。

2015 年因咯血,停用阿司匹林、氯吡格雷,后诊断为喉癌,已行根治手术。

2016 年 4 月 21 日因心前区不适症状再次发作,持续约 20 分钟缓解就诊,于笔者科给予阿司匹林(100mg,1 次 /d),阿托伐他汀(20mg,1 次 / 晚),美托洛尔(23.75mg,1 次 /d)等治疗后症状好转出院。

2019 年 6 月 10 日夜间再次感心前区不适,胸闷、喘憋明显,不能平卧,自行吸氧及口服 7 粒速效救心丸、1 片硝酸甘油后症状未见明显缓解,再次口服 1 粒硝酸甘油,并取端坐位至夜间 0 点后症状改善。

2019 年 6 月 11 日下午 14 点再次出现上述症状,来笔者科就诊,查肌酸激酶同工酶 MB3.52ng/ml、肌钙蛋白 I 0.241ng/ml、肌红蛋白 31.40ng/ml,第二日行冠状动脉造影,造影示:冠状动脉呈右优势型,左主干未见明显狭窄,前降支近中段可见支架影,支架内弥漫性狭窄 80%~95%,回旋支开口处及中段斑块浸润,狭窄 50% 左右;右冠状脉近中段可见支架影,支架中远段弥漫性狭窄 80%,支架远端支架外狭窄 50% 左右,分别于前降支及右冠支架内行切割球囊预处理,后给予药物球囊扩张治疗术后,病情平稳出院。

2019 年 10 月初,因听说阿司匹林能导致胃出血,自行停药。10 月 9 日下午上楼梯时出现前胸、后背及双肩疼痛不适,伴有双上肢麻木感,胸闷、喘憋等症状,休息及自服速效救心丸 6 粒,持续约 30 分钟缓解,无其他不适。

2019 年 10 月 11 日 17 :00 左右再发上述症状,自服速效救心丸 6 粒,无明显缓解,后加服一粒硝酸甘油,持续约 30 分钟缓解,为求进一步诊治来诊,门诊以"冠心病、PIC 术后"收入笔者科。

[入院诊断]

1. 冠状动脉粥样硬化性心脏病。

　　不稳定型心绞痛。

　　冠状动脉支架植入术后。

2. 慢性肾功能不全(CKD 3 期)。

3. 反流性食管炎。

4. 陈旧性脑梗死。

5. 喉癌(声门上型 $T_4N_0M_0$)。

　　全喉切除术后。

[冠心病危险因素]

1. 老年,男性。

2. 吸烟史 60 余年,约每日 20 支,已戒烟 14 年。

3. 脑梗死病史。

4. 肾功能不全病史 3 年。

[超声心动图]左房稍大,余房室腔正常,主动脉瓣、二尖瓣及三尖瓣少量反流,估测肺动脉压约 38mmHg,左室舒张功能减低,LVEF:59%。

[心电图]

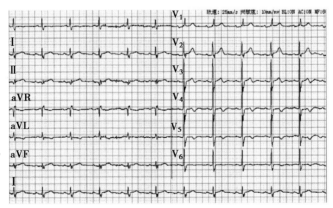

窦性心律,不完全右束支传导阻滞,$V_3 \sim V_6$ 导联 T 波倒置、双向

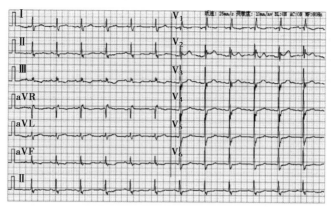

症状发作时下壁导联 ST 段下斜型压低约 0.05mV，T 波倒置，
前壁导联 T 波伪改善

入院后生化检查：丙氨酸氨基转移酶 12.3U/L，天冬氨酸氨基转移酶 14.0U/L，总蛋白 67.2g/L，肌钙蛋白 I0.017ng/ml，谷氨酰转肽酶 18.2U/L，葡萄糖 5.33mmol/L，肌酐 130.7μmol/L，B 型尿钠酸 361pg/ml，总胆固醇 3.46mmol/L，甘油三酯 1.36mmol/L，高密度脂蛋白胆固醇 0.96mmol/L，低密度脂蛋白胆固醇 1.80mmol/L，血红蛋白 124g/L。

［入院后用药］

抗血小板：

　　阿司匹林肠溶片 100mg，口服，1 次 /d。

　　硫酸氢氯吡格雷片 75mg，口服，1 次 /d。

降脂：

　　阿托伐他汀钙片 20mg，口服，1 次 / 晚。

扩冠：

　　单硝酸异山梨酯缓释片 40mg，口服，1 次 /d。

控制心率：

　　琥珀酸美托洛尔缓释片 23.75mg，口服，1 次 /d。

改善心肌代谢：

　　盐酸曲美他嗪缓释片 35mg，口服，2 次 /d。

抑酸、保护胃黏膜：

　　泮托拉唑肠溶片 40mg，口服，1 次 /d。

【基础造影（2019 年 10 月 18 日）】

冠脉分布呈右优势型；左主干未见明显狭窄，前降支近中段可见支架影，支架内弥漫性狭窄 90%，前向血流 TIMI 3 级，回旋支开口处及中段斑块浸润，狭窄 50% 左右，前向血流 TIMI 3 级，右冠状脉近中段可见支架影，支架中远段弥漫性狭窄 90%,后三叉前局限性狭窄 60%,前向血流 TIMI 3 级。

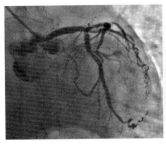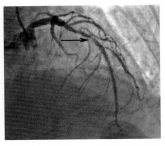

左主干未见狭窄,LCX 多发斑块,无明显狭窄,LAD 近中段可见支架影,支架内内膜增生,两支架重叠处狭窄最重,约 90% 未见血栓影及内膜片状影

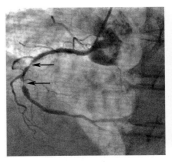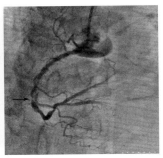

支架内弥漫性内膜增生,狭窄最重处位于第一转折后,约 90%,支架远端原位血管多发斑块浸润,狭窄约 60%,全程未见血栓影及内膜片影

回顾 2019 年 6 月 12 日药物球囊治疗情况:

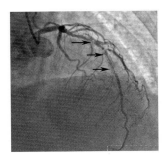

治疗前:左主干未见狭窄,LCX 多发斑块,无明显狭窄 LAD 近中段可见支架影,支架内全程严重内膜增生,自两支架重叠处自远端支架内弥漫性严重狭窄,90%~99%,较 10 月 18 日造影病变弥漫,狭窄程度重

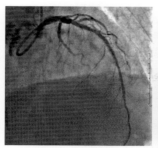

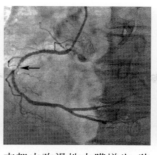

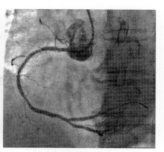

药物球囊治疗后,狭窄明显改善

支架内弥漫性内膜增生,狭窄最重处位于第一转折后,约 90%(较 10 月 18 日狭窄最重处位置更靠近第一转折),支架远端原位血管多发斑块浸润,无明显狭窄

右冠状动脉药物球囊扩张治疗后,狭窄明显改善

【手术实录】

［术前手术方案讨论预定］

患者 87 岁高龄,既往慢性肾功能不全及肺部基础病变史,喉癌术后发声障碍,交流困难,存在手术及介入治疗的高危因素:冠状动脉病变弥漫,既往植入 5 枚支架,4 个月前因支架内再狭窄行药物球囊扩张治疗,一周前自行停用阿司匹林现症状再发,造影提示支架内再次严重狭窄,决定先行腔内影像学检查,明确病变特点,必要时行支架治疗或再次药物球囊扩张,考虑支架重贴处已存在两层支架,为减少植入物,倾向于充分预处理病变后再次药物球囊扩张,治疗准备激光消蚀及旋磨器械待命以充分预处理病变。

患者合并慢性肾功能不全,需严格控制造影剂用量,围术期充分水化预防造影剂肾病。

1. 6F JR4 指引导管到达右冠开口,Runthrough 导丝至右冠远端,行 IVUS 检查,结果提示支架内明显内膜增生伴新生斑块,支架内严重狭窄,支架远端夹层形成。

2. 送入激光导管对支架内狭窄行消蚀治疗,复查 IVUS 提示支架内斑块负荷明显减少。

3. 送入预扩张球囊 2.0mm×20mm 以 18atm 预扩张支架远端原位狭窄后,植入 DES 2.75mm×33mm 支架至支架远端覆盖远端夹层处病变,非顺应性球囊 2.75mm×15mm 以 18~20atm 后扩张支架。

4. 依次送入非顺应性球囊 3.0mm×15mm 及 3.5mm×15mm 以 18~20atm 充分预扩张原支架内狭窄处,复查 IVUS,提示远端新植入支架膨胀、贴壁良好,近端支架内再狭窄处未见明显内膜撕裂片。

5. 依次送入 3.5mm×30mm 药物球囊及 3.5mm×26mm 药物球囊,均以 12atm 扩张,均持续 60 秒。

6. 造影提示未见明显狭窄及夹层,前向血流 TIMI 3 级。

7. 换用 6F BL3.5 指引导管至左冠开口,Runthrough 导丝至前降支远端,行 IVUS 检查,结果提示支架内明显内膜增生伴新生斑块,支架连接处严重狭窄。

8. 送入激光导管时导管无法通过支架近段,送入非顺应性球囊 2.75mm× 15mm18atm 扩张支架近段,再送入激光导管对支架内狭窄行消蚀治疗,复查 IVUS 提示支架内斑块负荷明显减少。

9. 依次送入非顺应性球囊 3.0mm×15mm 及 2.75mm×15mm 均以 18~20atm 充分预扩张原支架内狭窄处,复查 IVUS 提示支架内再狭窄处未见明显减轻,未见内膜撕裂片。

10. 依次送入 2.75mm×26mm 药物球囊至远端支架内以 12atm 扩张,持续 60 秒,3.0mm×26mm 药物球囊至近端支架内以 12atm 扩张,持续至 50 秒(标准情况下持续 30 秒以上)时,患者出现心前区不适,血压下降,结束扩张后症状改善,血压回升至正常。

11. 造影提示未见明显狭窄及夹层,前向血流 TIMI 3 级,术中共用造影剂 180ml。

【术中影像】

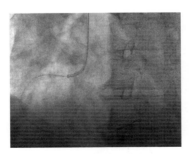

6F JR4 指引导管到达右冠开口,Runthrough 导丝至右冠远端,造影明确导丝位于真腔并行 IVUS 检查

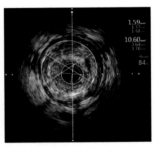

IVUS 检查,结果提示支架内明显内膜增生伴新生斑块,支架内严重狭窄,支架内斑块负荷最重处 84%

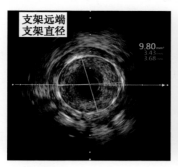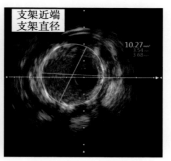

远端支架直径 3.43mm×3.68mm，近端支架直径 3.54mm×3.68mm

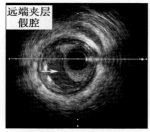

支架远端夹层形成（箭头所
示为假腔）

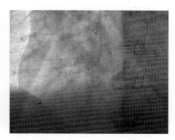

送入激光导管对支架内再狭窄
行消蚀治疗

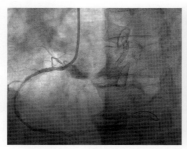

复查造影提示支架内斑块负荷明
显减少

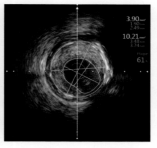

复查 IVUS 狭窄最重处斑块
负荷约 60%

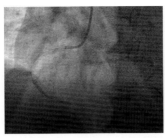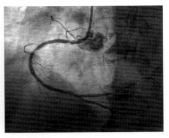

预扩张球囊 2.0mm×20mm 预扩张远端病变后,植入 DES 2.75mm×33mm 支架非顺应性球囊 2.75mm×15mm 球囊以 18~20atm 后扩张支架,复查造影

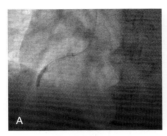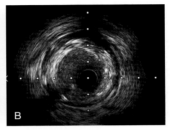

A. 送入非顺应性球囊 3.0mm×15mm 及 3.5mm×15mm 均以 18~20atm 充分预扩张原支架内狭窄处;B. 复查 IVUS,提示远端新植入支架膨胀、贴壁良好,近端支架内再狭窄处未见明显内膜撕裂片

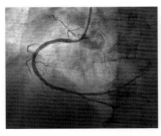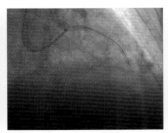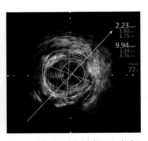

送入 3.5mm×30mm 药物球囊及 3.5mm×26mm 药物球囊,均以 12atm 扩张,均持续 60 秒后复查造影提示未见明显狭窄及夹层,前向血流 TIMI 3 级

6F BL3.5 指引导管至左冠开口,Runthrough 导丝至前降支远端造影明确导丝走行于 LAD 管腔内,行 IVUS 检查

IVUS 检查,结果提示支架内明显内膜增生伴新生斑块,支架连接处严重狭窄,支架内斑块负荷约 77%

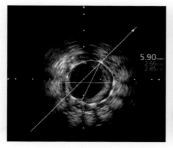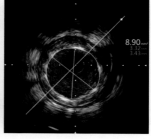

远端支架直径 2.66mm×2.85mm，近端支架直径
3.32mm×3.43mm

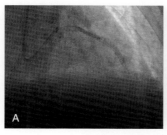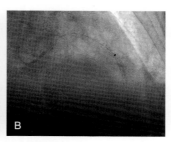

激光导管时导管无法通过支架近段
A. 送入非顺应性球囊 2.75mm×15mm 球囊以 18atm 扩张支架
近段；B. 再送入激光导管对支架内狭窄行消蚀治疗

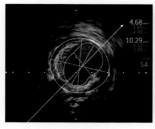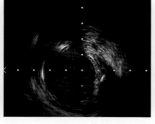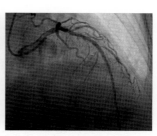

复查 IVUS 提示支架内斑块负荷明显减少，支架内斑块负荷约 54%，送入非顺应性球囊 3.0mm×15mm 及 2.75mm×15mm 以 18~20atm 充分预扩张原支架内狭窄处

复查 IVUS 提示支架内再狭窄处明显减轻，未见内膜撕裂片

造影提示未见明显狭窄及夹层，前向血流 TIMI 3 级

【手术要点分析】

1. **腔内影像学手段评估支架内再狭窄的方法及各自特点,本例患者应用中的思考**

目前临床上应用的冠脉内腔内影像学评估手段主要是指血管内超声(IVUS)及光学相干断层成像术(OCT)。此两种手段常用来评估冠脉的狭窄程度、病变特点、优化支架植入及支架内再狭窄的评估。但两者又各有特点,侧重点不同,不可相互替代,应用时要根据具体情况决定使用哪种手段评估。

(1)成像特点不同:虽然都是横断层成像,但是 IVUS 利用的是声波反射现象,波长更长,穿透力强,投射深度可达 4~8mm,扫描范围也更大,为 10~15mm,这样有利于显示深层结构,且血流对成像影响较小,在成像过程中不需要排除血流干扰,但是其分辨率较低,70~100μm,对细微结构的显示略逊于 OCT。虽然近年来出现的虚拟组织 IVUS 和高频 IVUS,其对细微结构的显示仍无法和 OCT 相媲美。OCT 利用红外光的地相干干涉原理成像,来获取组织的深度信息,相对于 IVUS 而言,其分辨率较高,轴向分辨率可达 4~10μm,是 IVUS 的 10~20 倍,但是其穿透组织的能力明显逊于 IVUS,最大约为 2mm,扫描范围约 7mm 同时需要冲刷血流,排除血液中细胞的干扰。

(2)临床应用:IVUS 常用于以下几种情况:临界病变狭窄程度的准确评估、正常参考段血管直径和病变长度的测量以指导支架选择、支架植入术后效果的评价以优化支架治疗效果,优化左主干支架植入术,和明确支架内再狭窄类型及可能的机制,并指导支架内再狭窄的治疗。OCT 以其较高的分辨率常用于急性冠脉综合征发病机制(斑块溃疡或板块破裂)的探索,明确斑块成分,评估斑块稳定性,指导支架植入过程,即可判断支架的植入效果及明确支架内再狭窄的可能机制,并指导支架内再狭窄治疗。总体上看,细节结构的显示优于 IVUS,但穿透力劣于 IVUS,且需要排除血液的影响。

该患者高龄,冠状动脉病变复杂,两支血管均存在弥漫性支架内狭窄,肾功能不全,且治疗过程中需要反复应用腔内影像学技术检查,虽然 OCT 在细节显示方面优于 IVUS,但会增加造影剂用量,加重肾脏负担,且结合患者造影特点考虑内膜增生或新生斑块可能性大,斑块破裂血栓病变可能性小,总体考虑,决定术中使用 IVUS 指导治疗。

2. **冠状动脉内旋磨术 vs. 冠脉内准分子激光消蚀术选择的考虑**

冠状动脉旋磨术目前主要采用"差异性切割"的原理进行斑块修饰,进而方便后续介入治疗的方法,通过使用橄榄型旋磨头(前端表面镶嵌 20~30μm 钻石颗粒)对钙化斑块进行修饰,而有弹性的血管组织在高速旋转的旋磨头通过时会自然弹开,从而起到充分预处理钙化病变,改善病变顺应性,方便后续支架及介入器械通过的作用。适应证包括：血管内膜严重钙化病变；球囊无法通过或无法充分扩张的病变。

准分子激光消蚀采用波长为 308nm 的冷激光，通过光化学效应、光热效应和光机械效应三种原理达到治疗效果，通过发出高能量脉冲引起细胞肽键断裂，释放的能量使细胞内水温升高致组织气化产生压力，通过迅速膨胀和收缩时组织崩解，消蚀斑块成分，改善冠脉狭窄程度消蚀产生水、气体和微小物质，避免了血管内栓塞。可以用于治疗球囊不能通过或扩张不开的病变，血栓病变，桥血管病变及支架内再狭窄病变。

该患者术中 IVUS 检查发现支架内弥漫性狭窄，其影像学特点倾向于以纤维性内膜增生和新生斑块为主，未见超过 180° 钙化病变，且纤维增生和新生斑块负荷较重，导致冠脉管腔明显丢失，4 个月前药物球囊治疗时采用切割球囊充分预处理病变，即刻效果良好，然而迅速出现再狭窄。经过讨论后考虑决定使用准分子激光销蚀技术，降低斑块负荷，然后药物球囊扩张治疗抑制内膜增生，希望达到良好的治疗效果。

3. 该患者治疗的综合考虑

患者本次症状发作属于典型不稳定型心绞痛，症状明显，规范药物治疗后仍间断发作，日常活动量受限，造影提示支架内弥漫性严重狭窄，需要在规范药物治疗基础上行血运重建治疗，改善症状和预后，提高生活质量。

该患者男性，87 岁，虽然日常生活及一般状况良好，但长期肺部疾病及慢性肾功能不全病史，患者家属及外科医生均无法接受冠状动脉旁路移植术的手术风险，考虑目前冠状动脉支架重贴部位已存在两层支架，再次支架植入会增加重叠支架数量，增加再狭窄风险。虽然 4 个月前药物球囊治疗后再次出现再狭窄，但为减少植入物，考虑此次在充分斑块减容的基础上，再次尝试药物球囊治疗。在术中应用 IVUS 指导及采用准分子激光消蚀技术应用的考虑详见上述问题讨论。

该患者上次药物球囊扩张后血脂控制良好，无高血压、糖尿病等危险因素，虽过早自行停用阿司匹林，当病变特点以纤维增生和新生斑块为主，而非停药后的血栓事件，短期内出现明显纤维增生和新生斑块的原因是什么，下一步是否需要进一步降低低密度脂蛋白胆固醇仍有待探讨。此次治疗即刻效果良好，目前观察 3 个月余无症状再发，但长期的预后仍令人堪忧。

（徐争鸣　陈宇　李田昌）

第七节 腔内影像在其他病变中的应用

病例 1 IVUS 引导无造影剂完成回旋支重度狭窄介入治疗

【基本情况】

男性,59 岁。

[主诉] 间断胸骨后压榨性疼痛 1 个月余。

[病史] 患者 1 个月前活动后出现胸骨后压榨性疼痛,持续 2 分钟可自行缓解,伴胸闷、憋气、肩背负重感、下颌发紧、黑矇、下肢乏力。近 1 个月症状进行性加重,现爬三层楼后即出现胸部不适。2 周前至沂南县人民医院就诊,诊断为"冠状动脉粥样硬化性心脏病",予阿司匹林、美托洛尔、瑞舒伐他汀口服,患者症状无明显缓解。3 天前患者至临沂市第二人民医院就诊,使用碘克沙醇行冠脉 CTA 示:LCX 近段非钙化斑块,管腔狭窄 95%,LM、LAD、D1、D2、RCA 通畅。行 CTA 后 2 小时患者出现头晕、视物不清、休息 30 分钟并饮水后好转,当日晚间患者出现头面部发红、水肿,伴咳嗽,无咯血,症状缓慢缓解入院后 2 天患者休息状态下出现胸骨后压榨性疼痛,伴胸闷、憋气,心电图未见明显变化,心肌酶未见升高,含服硝酸甘油 5 分钟后好转。

[诊断] 冠状动脉粥样硬化性心脏病、不稳定型心绞痛,碘造影剂过敏。

[冠心病危险因素] 无糖尿病,无高血压,无吸烟史,无冠心病家族史。

[超声心动图] 主动脉瓣轻度反流,LVEF 65%。

[冠脉 CTA]

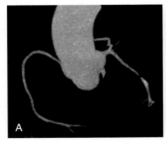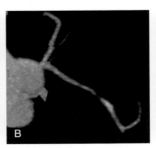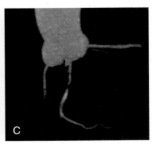

LCX 近段非钙化斑块,管腔狭窄 95% LM、LAD、D1、D2、RCA 通畅

CTA 后 24 小时患者出现明显头面部水肿:

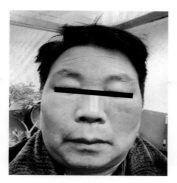

头面部水肿

［入院心电图］

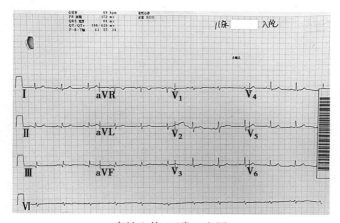

窦性心律，正常心电图

【手术实录】

　　在 CTA 图像实时融合指导下，EBU3.5 指引导管顺利送至左冠开口、将 BMW 导丝送至回旋支远段、Runthrough 导丝送至前降支远段，沿回旋支导丝送入 IVUS 导管进行检查，结果示回旋支中段混合型斑块，最小管腔面积 1.9mm²，病变长度 18mm，近端参考直径 3.48mm，远端参考直径 3.28mm。根据结果决定干预回旋支病变，使用 EMPIRA2.5mm×15mm 球囊以 12atm 预扩张病变 2 次，送入 3.5mm×20mm 支架，在 CTA 图像实时融合指导下完全覆盖病变，以 12atm 释放，送入 3.5mm×12mm 球囊以 14atm 后扩张 2 次；再次行 IVUS 检查，提示：支架贴壁良好，膨胀良好，未见明显夹层，支架植入后最小管腔面积 7.28mm²。

【 术中影像 】

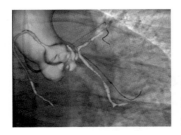

在 CTA 图像实时融合指导下，将导丝送至回旋支远段、导丝送至前降支远段

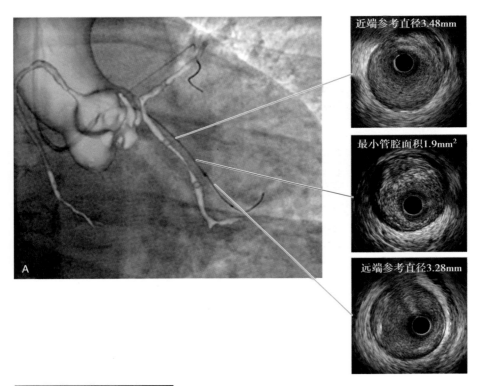

近端参考直径3.48mm

最小管腔面积1.9mm^2

远端参考直径3.28mm

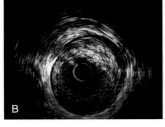

回旋支 IVUS 评估：回旋支中段混合型斑块，最小管腔面积 1.9mm^2，病变长度 18mm，近端参考直径 3.48mm，远端参考直径 3.28mm

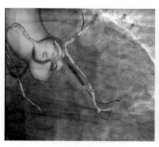

沿回旋支导丝送入使用 2.5mm×15mm 球囊以 12atm 预扩张病变 2 次

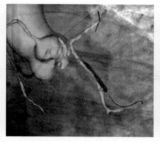

沿回旋支导丝送入 3.5mm× 20mm 支架，完全覆盖病变，支架以 12atm 释放

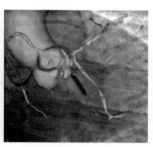

沿回旋支导丝送入 NC 3.5mm×12mm 球囊以 14atm 后扩张 2 次

术后患者头面部无水肿：

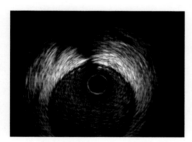

术后 IVUS 评估：支架贴壁良好，膨胀良好，未见明显夹层，支架植入后最小管腔面积 7.28mm²

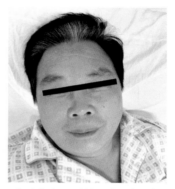

术后未出现过敏现象，头面部无水肿

术后心电图：

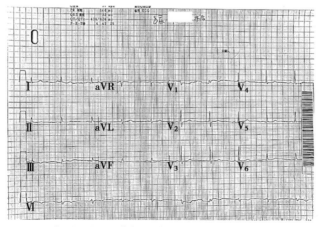

术后心电图：窦性心律，下壁导联 T 波低平

【手术要点分析】

1. CTA 图像实时融合指导在无造影剂 PCI 术中的作用是什么？

冠脉 CTA 作为一种三维成像技术，不仅可评价血管走行、管腔狭窄程度、病变长度，还可评估斑块性质、管壁情况。术前仔细了解冠状动脉 CTA 提供的病变部位信息，可帮助制定介入策略。术中将 CTA 图像与冠状动脉造影通过软件实时融合，术中三维图像与导管床、机架进行精确的实时监测，二维与三维图像实时联动，为手术带来实时指导，可指导导丝的前进，提高介入治疗的成功率，有效避免术中造影剂的使用。对于存在较大分支的血管，根据 CTA 提供的影像信息，将另外一根导丝放置在较大的分支中，通过 X 线透视下的导丝形态及走行来判断冠状动脉主支和分支的形态及关系，在支架植入时，分支中的导丝可以作为支架植入位置判断的标记，以及在必要时可以通过其行边支保护。

2. IVUS 在无造影剂 PCI 中的优势和局限性是什么？

术前通过冠状动脉 CTA 获得病变详细信息，术中通过 IVUS 指导，可以更清楚地了解病变特征，评估斑块性质、最小管腔面积、病变长度、参考管腔直径，指导支架定位及释放支架植入后，IVUS 可评估支架是否充分扩张，是否贴壁良好，有无夹层、血肿等并发症。IVUS 的使用可有效减小或避免造影剂的使用，对于造影剂过敏、CI-AKI 高风险和血容量敏感的患者，IVUS 在 PCI 术中应当考虑使用，但在无造影剂情况下，IVUS 指导支架植入尚存在一定局限性，多用于单支病变、SYNTAX 评分较低、支架植入数量较少的病例。

在不使用造影剂的情况下手术，IVUS 对于导丝远端是否穿出血管无法进行判断，针对这一风险，在导丝通过病变后可推送使其头端形成 knuckle 以保证导丝走行于主支血管，通过导丝前行过程中 knuckle 环大小的改变来判断所处血管的直径大小，将导丝头端置于血管直径较大的主支内的安全位置，防止导丝过度前行造成冠状动脉穿孔。此外，IVUS 无法判断冠状动脉的血流动力学情况，若患者术中因慢血流或无复流，突然出现症状恶化等情况需行造影检查时，因术前给予抗过敏药物，可在准备好抢救过敏性休克的同时注射极少量造影剂以观察血流情况，于 PCI 术后使用 FFR 进行靶血管术后功能学评价亦可弥补 IVUS 这一缺憾。

（高磊　张颖倩）

病例2 IVUS 联合 QFR 指导前降支近段病变合并重度心肌桥介入治疗

【基本情况】

男性,66 岁。

[主诉] 间断胸闷、气短 6 个月,加重 1 个月。

[病史] 患者诉自幼活动耐量较差,无法耐受长跑等运动。入院 6 个月前出现间断胸闷、气短不适症状,伴乏力,多于快步行走、上楼等活动后出现,持续数分钟休息后可逐渐缓解,自服"丹参滴丸"等药物后病情迁延。入院 1 个月前患者自觉上述活动后胸闷、气短不适较前明显加重,活动耐量进一步减退,轻微活动即可诱发,遂就诊入院。

[诊断] 冠心病,不稳定型心绞痛,Braunwald Ⅰ级。

[冠心病危险因素] 吸烟 20 年,近 1 个月戒烟。

[超声心动图] LVDD 48mm,LVEF 57%。

[心电图] 胸导 V_1~V_6 T 波低平、双向。

[血脂] TC 5.39mmol/L,LDL-C 3.95mmol/L,HDL-C 1.05mmol/L,TG 2.18mmol/L。

[术前冠状动脉造影]

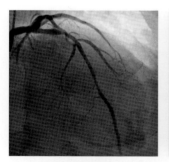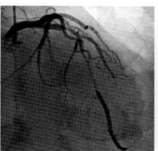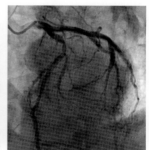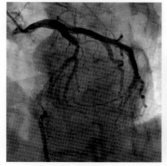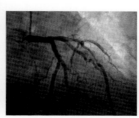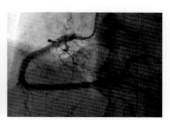

前降支中段临界病变,远端可见心肌桥,收缩期明显狭窄;回旋支及右冠未见严重狭窄

［心电图］

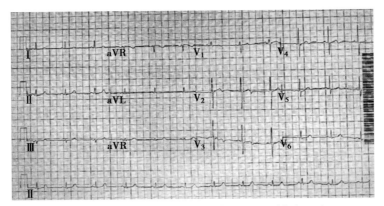

入院心电图：窦性心律,示前壁导联 V_1~V_6 低平、双向

【手术实录】

　　QCA 分析前降支近段狭窄程度 74% 为临界病变,后在线应用基于 3D QCA 的 QFR 分析测定 LAD 舒张期 0.68,收缩期 0,结合患者典型心绞痛症状提示 LAD 为罪犯血管,患者拒绝 CABG,遂行介入治疗。JL 3.5 指引导管到位,BMW 导丝到达 LAD 远端,应用 IVUS 检查可见：病变段位于心肌桥近段,即前降支分出 D1 和 S1 前,整个病变段长 12mm,与肌桥段有较清晰分界,如行介入治疗有较好落脚点(landing zone)同时病变呈偏心斑块,存在低密度脂质坏死核心,斑块负荷达 86%,最小管腔面积 3.3mm^2,均提示斑块不稳定且易进展,须处理。此外,造影和 IVUS 均提示 D1 开口受累,存在 LAD 支架后闭塞风险。治疗策略：主支支架,分支开口 provisional 处理策略,沿 D1 送入 SION 导丝,先用 2.5mm×15mm 半顺应性球囊进行 LAD 靶病变预扩,再用 2.5mm×10mm 切割球囊切割 D1 开口,保留分支导丝,而后参考 IVUS 所示靶病变远端参考血管直径 3.5mm,植入 3.5mm×15mm 支架,撤出边支导丝后再以 4.0mm×8mm 非顺应性球囊高压力扩张支架近中段,全程遵循 PSP 原则(预扩 - 支架植入 - 后扩张)。术后复查 IVUS 见支架覆盖病变段且远端未进入肌桥段,膨胀贴壁好,边缘无夹层,术后最小管腔面积 9.4mm^2。

【术中影像】

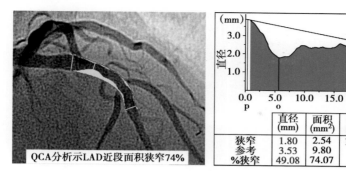

	直径 (mm)	面积 (mm²)	长度 (mm)
狭窄	1.80	2.54	19.43
参考	3.53	9.80	
%狭窄	49.08	74.07	

QCA 分析示LAD近段面积狭窄74%

QCA 分析

　　IVUS 提示 LAD 中远段肌桥，近段严重病变：① LAD 病变段位于心肌桥近段，即前降支分出 D1 和 S1 前，整个病变段长 13mm，与肌桥段有较清晰分界，有较好支架落脚点（landing zone）；②病变呈偏心斑块，存在低密度脂质坏死核心，斑块负荷达 86%，最小管腔面积 3.3mm²。

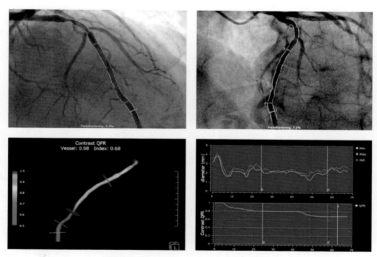

舒张期 QFR=0.68，提示 LAD 缺血

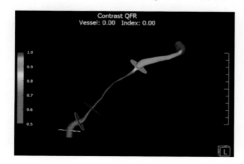

心室收缩期 QFR 值为 0，
时程占心动周期 1/3

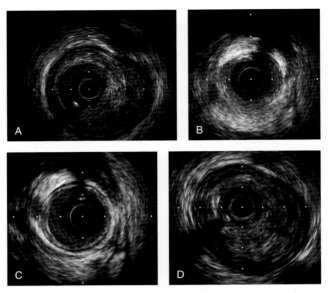

A、B、C. IVUS 提示 LAD 中远段肌桥；D. 提示近段可见软斑块，管腔明显狭窄

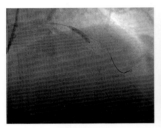

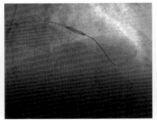

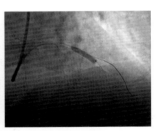

LAD 病变预处理：2.5mm × 15mm 预扩球囊以 12atm 扩张

D1 边支开口切割球囊处理：2.5mm × 10mm 切割球囊以 10atm 扩张

支架植入：结合 IVUS 结果选取 3.5mm × 15mm 支架，远端定位于 LAD 分出 D1 血管嵴部

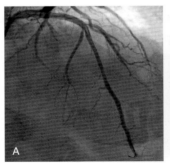

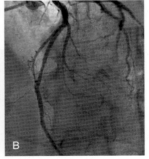

支架植入后造影：植入支架后最终结果支架膨胀良好，支架两端未见夹层

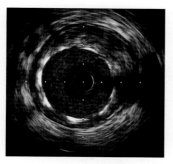

IVUS 术后确认：支架覆盖病变
段且远端未进入肌桥段，膨胀
贴壁好，边缘无夹层，术后最小
管腔面积 9.4mm^2

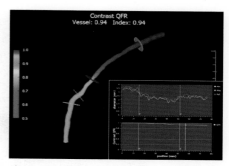

术后 QFR 分析：术后 LAD 中远段舒张期
QFR 为 0.94

【手术要点分析】

1. 冠脉心肌桥导致心肌缺血原因和治疗方案

（1）深肌桥（＞2mm）、长肌桥压缩可能引发活动后心肌缺血症状，心肌肥厚，冠脉粥样硬化、冠脉痉挛或夹层等可能导致原无症状的肌桥出现症状。

（2）肌桥近段血流低剪切力区域易出现粥样斑块且易于进展。

（3）肌桥压缩处形成血栓导致 ACS。

（4）治疗方案　外科搭桥跨过肌桥段，外科行肌松解术，小切口机器人手术和介入治疗，本例患者鉴于病变段和肌桥段有较为明确的界限，故可以采用短支架覆盖病变行介入治疗。

2. 结合本例说明 FFR 和 IVUS 对于合并冠心病靶血管段合并心肌桥患者介入治疗的指导作用

（1）FFR 可用于术前评估靶血管段有无缺血，术后再次测定评估治疗效果是否理想，是否解除缺血，通常对于合并心肌桥的冠心病患者要测定其心脏收缩期和舒张期 FFR 值的平均值作为判定缺血与否的标准。本例中患者心绞痛症状典型，为减轻其经济负担，采用了基于 3D QCA 技术模拟 FFR 的 QFR 技术，同样证实术前靶血管缺血，靶病变处理术后复测 QFR 值提示缺血改善，结果较理想。

（2）IVUS 可用于评估肌桥段长度，压缩程度，病变段斑块特征，病变长度，病变与肌桥位置关系，和有无较好支架着陆点等特征，同时可指导选择支架大小、长度，术后再次复查 IVUS 可明确支架膨胀贴壁情况，边缘有无夹层等。

3. 术中边支血管处理策略

术中 LAD 分出 S1 和 D1,其中 S1 垂直主支发出,开口未受累,无须保护,而 D1 开口局限受累,开口角度<60° 且血管直径约 2.5mm,供血心肌区域较大而无伴行血管,均提示需要处理开口并放置导丝保护,故本例采用 Provisional 策略以切割球囊处理边支开口。

(周珊珊　田峰)